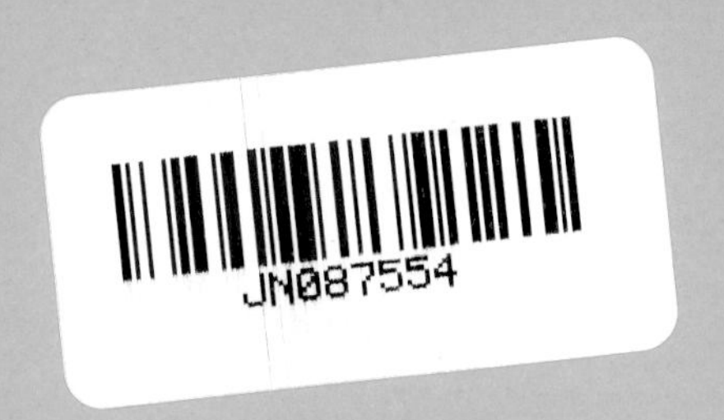
JN087554

感染症と生体防御

（三訂版）感染症と生体防御（'24）

装丁デザイン：牧野剛士
本文デザイン：畑中　猛

i-51

まえがき

2019年12月中華人民共和国湖北省武漢市から拡大した新型コロナウイルス感染症（COVID-19）のパンデミックにより2020年から2023年にかけて，日本国内だけではなく世界中が大きな影響を受けました。多くの人が，改めて感染症，感染症学の重要性を再認識しました。

さて，一般教養科目として「感染症と生体防御（'24)」を開講します。本講座は，2014年開講の「感染症と生体防御（'14)」，2018年開講の「感染症と生体防御（'18)」を継承するものです。

今回は，一部の分担講師に変更があります。岩田健太郎先生と高橋優三先生が退任され，岩田健太郎先生御担当分を乾啓洋先生に，高橋優三先生の御担当分を清島眞理子先生と中村ふくみ先生に引き継がれました。それ以外の主任講師，分担講師に変更はありません。

感染症は，人類にとって，大きな脅威でした。そして，今でも，大きな脅威です。抗生物質の発見と開発，また予防接種などの予防医学，公衆衛生の進歩により，感染症は克服されたと思われた時もありました。しかし，新しい感染症（新興感染症）が，続々と登場し，世界的により大きな脅威になっています。また，一旦，克服されたと思われた感染症の中に，再び増加して，問題となっている感染症（再興感染症）もあります。さらに，従来の治療薬の効果がみられなくなって治療に苦渋する感染症もあります。

このように，感染症は，私たち人類にとって，大きな影響を与えます。そこで，感染症について学び，対策について知識を得る必要があります。

また，この「感染症と生体防御」は，放送大学連携校である看護師養成学校で，卒業単位としている放送授業科目の１つです。看護師国家試験出題基準と看護学教育モデル・コア・カリキュラムに沿っています。

「感染症」に関しては，人類に脅威を及ぼしてきた感染症の歴史について説明し，それぞれの感染症を，普段は健康な人に起こる市中感染症と，医療関連感染に分けて解説しました。さらに，病院施設や，介護施設での基本的な感染対策についても解説しました。

また，結核，HIV 感染症，真菌感染症，寄生虫感染症について，それぞれ一つの章を充てて解説しています。さらに，身の回りの小動物による健康被害について，解説しています。最後に，21 世紀の感染症の課題として，新興感染症，再興感染症を取り上げ，日本国内の課題と，国際保健における課題について解説しています。

「生体防御」として，免疫学総論，細菌感染と免疫応答，ウイルスと免疫応答の３つの章で，人体が細菌やウイルスなどの外敵から，自分自身を守るメカニズムについて，解説しています。具体的には，抗原，抗体，免疫に関与する細胞，サイトカインについて学びます。さらに免疫異常とがん免疫についても触れています。

また，予防接種についても学びます。予防接種で用いられるワクチンについて，生ワクチン，不活化ワクチンについて解説し，予防接種の注意についても解説しています。

以上，基礎医学・臨床医学の専門家が，一般教養科目として，わかりやすく説明しています。一般教養科目として，かなりレベルの高いものとなっています。

放送大学の講座は，印刷教材と放送教材が，車の両輪のように，対になっており，どちらか一方だけを学習するのでは，不十分です。受講する皆さんは，放送教材の講義を聴く前に，必ず，この印刷教材を読んで，予習して講義に臨んでください。

なお，感染症に関する統計上の数値は，毎年変わります。また，法律や制度も，必要に応じて変わっていきます。この印刷教材を執筆後，時間の経過とともに，記述が，その時々のものと異なってくる場合があります。受講者・読者は，適宜，統計数値や法律などに関して，インターネットで検索，ニュース，毎年出版される『国民衛生の動向』などで，最新のものを適時チェックしてください。

2023 年 9 月

主任講師　田城孝雄

北村　聖

目次

1 ヒトと感染症の歴史

田城　孝雄

《目標＆ポイント》
人類にとって感染症は，大きな脅威であった。また，今後も，脅威の一つである。

本章では人類に脅威を及ぼしてきた感染症の歴史について学ぶ。また，コレラの対策として，当時のロンドンの麻酔科医であったジョン・スノウ医師が行ったコレラによる死亡者の住居と井戸（上水道の給水ポンプ）の位置を地図上に示して，該当する井戸からの使用を禁じて，患者を激減させたエピソードは，現在の公衆衛生学の重要な分野である疫学の発祥と考えられている。

《キーワード》 ペスト，コレラ，インフルエンザ，結核，産褥熱，ジョン・スノウ

1. 感染症の定義

感染症という言葉の定義を考える。広辞苑[※1]によれば，感染症とは，「細菌・ウイルス・真菌・寄生虫・原虫などの感染によって起きる病気。伝染病。」とされている。

英語では，感染症を infectious disease というが，英英辞書の Oxford 現代英英辞典[※2]によれば，infectious disease は，『an illness that is caused by bacteria or a virus and that affects one part of the body』と定

出典 [※1]新村　出編『広辞苑　第七版』（岩波書店，2018 年）
[※2]『Oxford 現代英英辞典　第 8 版』（旺文社，2010 年）

義されている。

また，感染とは，同じ広辞苑では「病原体が体中に侵入すること。また病気がうつること。」とされている[※3)]。

さらに感染症に似た言葉として，伝染病，疫病が挙げられる。伝染病は,「病原体の伝染で起こる病気。感染症に同じ。」[※3)]と定義されている。また，伝染は,「病気がうつること。」である。

さらに疫病は,「流行病。伝染病。はやりやまい。」と定義されるが[※3)]，特に重症で，死亡率の高いものを意味する。例えば，疫痢という病気は小児にみられる細菌性赤痢の重症型で，時に患者（患児）は，短期間に死亡する。

また,『疫』という漢字は，疫学や免疫，免疫力，免疫学という言葉にも用いられる。

2. 感染症成立の 3 大要因

感染症成立の 3 大要因として，①病原体，②感染経路，③宿主の感受性が挙げられる（表 1-1)。

なぜ，感染症成立の 3 大要因が重要かといえば，感染症の予防には感染症成立の 3 大要因のいずれかを防げば良いからである。あることを防ぐためには，その相手を良く知ることが必要である。これは，感染症の予防においても成り立つ。

表 1-1　感染症成立の 3 大要因

①病原体
②感染経路
③宿主の感受性

出典 [※3)]新村　出編『広辞苑　第七版』（岩波書店，2018 年）

感染症成立の3大要因に関して，予防策として，以下のことが行われる。

①病原体⇒病原体をなくす。

②感染経路⇒感染経路を遮断する。

③宿主の感受性⇒感受性のある人をなくす（あるいは，病気にならないようにする)。

(1) 病原体と宿主

(a) 病原体

病原体の定義として，生体に定着して生活を営み，その生体に感染や感染症を引き起こす微生物等を病原体といい，細菌・ウイルス・真菌・寄生虫・原虫・スピロヘータ・リケッチア等が含まれる。病原体の大きさも種類もさまざまであり，生物としての特徴，核，細胞膜の特徴も異なる。

細胞内でしか生きられないか，自分自身だけで増殖できるか等で分類できる。

①真核生物，②原核生物，③ウイルス，④プリオン等に分類される。

(b) 宿主

一方，自然の状態のもとで，病原体に生活の場所を提供するヒトまたは生きた動物（鳥類，節足動物を含む）を宿主（ホスト）と言う。

(c) 感染と発症

病原体が宿主の体内に入ったとしても，必ず病気になるわけではない。病原体が宿主の体内に侵入して，発育または増殖することが，感染であり，症状が現れた（発現）場合を，発症または発病という。症状とは，感染に対する宿主の反応ないしは生活機能障害を言う。

一方，病原体が宿主（あるいは患者）の体内に侵入するのではなく，身体の外表面や衣服，寝具，玩具，外科器具，包帯，水・食物，その他の無生物的な器物や物質の内外に付着している場合を汚染と言う。

感染して発症したヒトを患者といい，感染はしたが，症状がなくて特定の病原体を持つ感染容疑患者・接触者を保菌者と言う。

（2）感染経路

ヒトからヒトに感染する水平感染と，母体から子ども（児）に感染する垂直感染がある。水平感染には，接触感染，飛沫感染，空気感染（飛沫核感染），経口感染，血液感染等がある。

(a) 水平感染

①接触感染

感染者や感染生物，病原体の存在する場所（膿）等に直接触れることで感染する。性行為の場合や，汚染された物品や，ドアノブ等多くのものが接触する場所が汚染されていて感染する場合等も含まれる。

②飛沫感染

咳，くしゃみ，発声（会話，大声，歌唱等）で飛散した飛沫が病原体を含んでおり，その飛沫を吸い込んで感染する経路であり，感染経路として一般的である。飛沫は，5 μm 以上であり，1 m から 2 m 程度で落下する。

また，正面から病原体を含む飛沫を直接浴びて，結膜や鼻，口の粘膜に噴霧される「直接投射」の場合もある。

飛沫粒子は 5 μm 以上と大きいため，空気中に長時間浮遊することはできず，通常は近距離に散乱する。飛沫による感染は，目，鼻，口等の影響を受けやすい粘膜の表面に付着した時，または汚染された表面に触れた手で顔に触った時に発生する。また，飛沫の拡散はサージカルマスクの着用によって軽減できる

③空気感染

飛沫核感染，塵埃感染，エアロゾル感染等がある。

1）飛沫核感染

飛沫核感染とは，感染性病原体を含む飛沫核を介して拡散するものを指す。これらの病原体は体外で感染能を長時間維持する。飛沫が空気中で水分が蒸発し5 μm 以下の軽い微粒子（飛沫核）となってもなお感染能を保つものは，長期間空気中に浮遊したままであり，1 m 以上の長距離を移動し，上下気道を介して他人に感染する。空中の粒子は5 μm 以下である。

感染している宿主から排出された飛沫の水分が蒸発して生じた微少残留物である飛沫核を吸入して感染する。飛沫核は通常は長期間にわたって空気中に浮遊し，同じ空間（室内）にいる人が呼吸で吸い込み，経気道的に感染する。(空気感染)

2）エアロゾル

エアロゾルとは，「煙や霧のように，気体中に固体または液体の微粒子が分散浮遊している状態の総称である。」

④血液感染

感染者の血液に接触，病原体が侵入門戸から感受性のある宿主に運ばれ，感染を起こす感染経路。注射針等の医療器材，入れ墨等により，感染者の血液等が体内に入る場合，また，輸血や血液製剤による感染も含まれる。

⑤経口感染

汚染された食物や水等を摂取することで感染する。

⑥水系感染

経口感染の中でも，井戸水や水道（消毒されていない水道）の水源の水（飲料水）を介した媒介物感染を水系感染という。水系感染の特徴は，発生が爆発的で，飲料水使用区域に一致し，男女・年齢を問わず感染者がみられることである。

(b) 垂直感染

垂直感染には，経胎盤感染（胎内感染），経産道感染，母乳感染等がある。

①経胎盤感染（胎内感染）

妊娠中に胎盤を通じて母体から胎児に感染する場合，感染病原体は胎盤を通過する。風疹，梅毒，サイトメガロウイルス感染症，HIV 感染症等。妊婦の梅毒催患や風疹感染による出生児の先天梅毒や先天異常（先天性風疹症候群）等は「経胎盤感染（垂直感染）」の例である。経胎盤感染（胎内感染）は先天性の障害の原因となる。

②経産道感染

分娩（出産）時に産道で新生児が産道の病原体や出血した母体の血液で感染することを経産道感染という。胎盤感染とは異なり，直接接触による感染である。HIV 感染症，B 型肝炎等が挙げられる。

③母乳感染

母乳を通じて感染する。HIV 感染症，HTLV-1 ウイルス感染症等がある。

HIV 感染症は，経胎盤感染，経産道感染，母乳の 3 つの経路すべてで母体から児に感染する。

(c) 媒介動物による感染

①動物が病原体を運搬するもの

ネズミ，ハエ，ゴキブリ等の体表に病原体が付着しており，経口感染等が広がる。

②病原体を持つ動物からの感染

病原体に感染し，病原体を保持する動物，特に昆虫等，節足動物から感染するもの。

③代表的な，節足動物が媒介する感染症

カ（蚊）：マラリア，日本脳炎，ウエストナイル熱，デング熱，黄熱，フィラリア等

ノミ（蚤）：腺ペスト等

シラミ（虱）：発疹チフス等

ダニ：ツツガムシ病，ライム病，日本紅斑熱，重症熱性血小板減少症候群（SFTS）等

(d) 人獣共通感染症

人獣共通感染症は，脊椎動物と人の間で自然に移行するすべての病気または感染症である。狂犬病，オウム病，エキノコックス症等多彩である。ペットから感染する場合，野生の動物，家畜から感染する場合等多様である。

(3) 宿主の感受性

先に述べたように，病原体が宿主の体内に侵入してもすべての個体に感染を起こすとは限らない。宿主の体内に，病原体が侵入しても，宿主の体内でその病原体が増えることなく（増殖せず）に除かれてしまえば発症しない。ただし，病原体が産生した毒素が悪影響を及ぼす場合がある。

先に述べたように，疫・疫病，つまり感染症，伝染病を免れることを免疫という。宿主側の持っている特定の感染症に関係する微生物またはその毒素に対して，特異的な作用を示す抗体または細胞を保有することによる抵抗力を指す。病気が流行っても発症しない人たちがおり，なぜ，その人たちは発症しないのか，あるいは発症しても症状が軽いのかという点から着目された。宿主の感受性，発病・発症を左右するものである。

(a) 受動免疫

受動免疫とは，すでに免疫を有している個体の免疫抗体を血清等によって他の個体に与えることである。自然受動免疫と人工受動免疫がある。

①自然受動免疫

胎児が母の胎盤，あるいは生後母乳（特に初乳）を介して自然に母の免疫抗体を受ける。

②人工受動免疫

治療薬剤のないウイルス感染症に対して高度免疫血清療法や免疫抗体を含んだγグロブリンを注射して与える。

(b) 能動免疫

能動免疫とは，(a) の受動免疫と異なり，宿主自身の体内で病原体に対する免疫を獲得することである。自然に宿主個体が獲得する場合と，人工的に弱毒化した病原体等を宿主個体に投与して宿主の体内で成立させる場合がある。

①自然能動免疫

個体が臨床的発病の有無にかかわらず自然に感染した際に獲得すること。

②人工能動免疫

人工的に，①病原体の分画，②有毒産物，③病原体そのものを死滅，減弱，変異したかたちで注射することによって成立すること。この人工能動免疫を得る方法として予防接種がある。

予防接種とは，人工能動免疫の目的で行われる抗原の投与であり，この時に用いられる医薬品をワクチンという。ワクチンには，弱毒株の生きた病原体である①生ワクチンと，生きた病原体ではなく死滅させた病原体（病原体の一部・破片）である②死菌ワクチンがある。

新型コロナウイルス感染症では，ウイルスのタンパク質をつくるもとになる遺伝情報であるmRNAを用いたmRNAワクチンが使用された。

（4）環境条件や宿主条件による影響

感染の3大要因である病原体，感染経路，宿主の感受性は，環境条件や宿主条件によって影響される。

(a) 環境条件

①物理的環境（気象・季節・地理・地質等）。

②生物学的環境（病原巣・感染源・媒介動物としての生物・栄養源としての動植物）。

③社会的環境（集団の種類・人口移動・職業・労働・経済・住居・風俗・習慣・文化・文明・社会的災害）。

(b) 宿主条件

性・年齢・種族等の主体的特性や栄養，生理といった身体的状態。

3. 人類の歴史と感染症の関わり

人類の歴史において，感染症は大きな影響を与えている。

『Disesse　人類を襲った30の病魔』[1)]という本で示されている30の病気のうち，実に27の病気が感染症である。このように，ヒトの長い歴史の中で常に感染症は大きな脅威であった。代表的なものとして，ペスト，コレラ，インフルエンザ，結核，産褥熱について取り上げる。

（1）ペスト

ペストは，人類史上で最も死者が多かった疫病の一つと言われている。ペスト菌（*Yersinia pestis*）を原因菌とする。げっ歯類（ネズミ等）が，ペスト菌を保有しており，ネズミは発症しないが，ノミを媒介として，ヒトにうつり，大流行を来す。ネズミに付くノミがヒトを吸血した際に，このノミからヒトの体内にペスト菌が入ることにより，ヒトに感染する。また感染したヒトが，肺炎になった場合には，その痰に多量のペスト菌が含まれるため，咳により，飛沫感染する。

ペストの世界的な流行が記録されているのは，まず541～544年に東ローマ帝国で大流行したものがあり，当時の東ローマ帝国の皇帝の名を冠して，「ユスチニアヌスのペスト」と呼ばれている。エジプトからヨーロッパに広がっていった。イスタンブール（当時はコンスタンチノープル）では，1日に1万人が死亡したという。この当時，地域によっては，人口の4分の1が死亡した。

ついで，ペスト，別名黒死病が世界的な流行を示し，歴史に刻まれているのは中世ヨーロッパである。1348年（資料によっては1346年）から，ヨーロッパで大流行した。ヨーロッパだけで1353年までの数年間で，少なくても2,500万人が死亡したと推計されている。当時の人口の3分の1以上である。この時の大流行は，人類史上で最も死者が多かった疫病の一つと言われている。

この時代は，日本では足利尊氏が室町幕府を起こし，後醍醐天皇が吉野に移り，南朝を起こし，京都の北朝と対立していた南北朝時代である。楠木正成の子の楠木正行が四条畷の戦いで死亡した年である。

ボッカチオの有名な小説の『デカメロン』は，この当時に書かれた。ペストから避難するために屋敷に閉じこもったフィレンツェの男女10名が，10日間それぞれ一つずつ話をする物語である。当時のフィレンツェの状況が描写されている箇所もある。

逆に言うと，日本では鎌倉幕府が滅んだあと，足利尊氏が室町幕府を起こし，後醍醐天皇の南朝と京都の北朝が対立していた時代に，ヨーロッパでは2,500万人以上の人間が数年間で亡くなり，それは当時のヨーロッパの人口の3分の1であり，3人に1人が亡くなり，町中が死体で溢れ，歴史にも，文学にもそれが残されている。

ペストは，その後，1665～1666年にイギリスのロンドンで流行し，当時のロンドン市の人口の20～25%にあたる7万～10万人が死亡した。『ロビンソン・クルーソー』の作者として有名なダニエル・デフォー（Daniel Defoe）は，当時，5，6歳の子どもで，ロンドンでの大流行を経験した。1722年に，ロンドンでのペスト大流行の記事を書いている。

また，1720～1722年にフランスのマルセイユで大流行している。この時は，約5万人が亡くなった。マルセイユの大流行が，西ヨーロッパにおいてはペストの最後の大流行となり，それ以後，西ヨーロッパでは終息していく。

ついで，世界的な大流行となったのは，19世紀の半ばに中国で始まり，東南アジアの各地に広がった。1894年香港で大流行した際には，フランス人細菌学者のアレクサンドル・イェルサンとともに，北里柴三郎氏が，原因究明のために派遣された。また，台湾で研究していた緒方正規（まさのり）氏は，1898年に，感染したネズミのノミがヒトを咬むことで，ネズミからヒトに感染することを明らかにした。この当時，日本人の科学者がペストの原因究明と感染予防に活躍している。

（2）コレラ

コレラは，世界的流行を起こす感染症の一つである。コレラ菌（*Vibrio cholerae*）が原因で，経口感染する。コレラの大流行は，1817年からの大流行が第1回流行で，1899年の大流行まで6回の世界規模の大流行があった。いずれもインドのガンジス川の流域ベンガル地方から始まり，世界中で数百万人の死者を出した。

イギリスにおけるコレラの対策は，公衆衛生学や疫学の基礎となった。

第 1 回の流行は，1817 年から始まり，アジアに広がり，1823 年に終息した。ついで 1826 年頃から始まった第 2 回の大流行は，アジアを越えて北アフリカ，ヨーロッパに広がった。1831 年にはイギリスでも大流行して，産業革命により都市労働者の多いロンドンでは，労働者階級を中心に 5,000 人以上が亡くなった。この時，社会改革者として知られるエドウィック・チャドウィックが，『The Sanitary Condition of the Laboring Population』（労働者の衛生状態）という報告書を出して，汚染された劣悪な環境が労働者の疾病の原因になっていることを示し，汚水の処理，上下水道の整備等を提言した。このことにより，イギリスでは 1848 年の公衆衛生法（Public Health Act）を制定し，公衆衛生学の発祥となった。

1842 年から始まった第 3 回の大流行は 1849 年にはイギリスに及び，同国では 5 万人の死者が出た。この大流行の際に，ジョン・スノウという医師（麻酔科医）が，ロンドン市の患者発生地域と当時のロンドン市の上水を提供していた井戸の調査を行い，1854 年に，汚染されていると疑われた井戸（給水ポンプ）の使用を禁ずることにより，患者の発生を抑えた。これは，コッホによるコレラ菌の発見の実に 30 年前であり，このことは，「疫学」の原点になっていて，近代疫学の発祥とされている。

ジョン・スノウは，コレラの死者が発生した家の場所と井戸（給水ポンプ）を地図上に示した。その地図を図 1-1 に示す。

現在，この井戸（給水ポンプ）のあった場所には，スノウ医師の発見を記念するため，ジョン・スノウ・パブがある。世界中の公衆衛生学者，疫学者の訪れる場所となっている。

(a) 日本におけるコレラの流行

わが国でも，アジアにおける大流行が及んだが，当初は鎖国していたので，日本国内での大流行はなかった。外国船の来航が盛んになり，幕藩体制が崩れるにつれ関所の機能が低下し，国内での人の往来が増え，

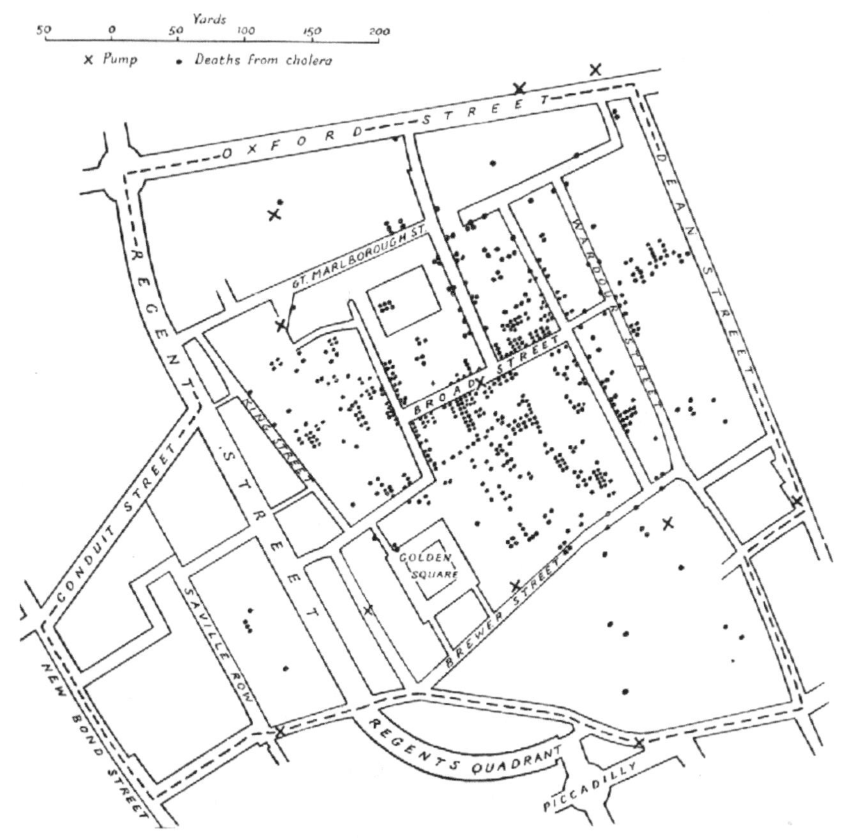

図 1-1　これらの死者が発生した家の場所と井戸（給水ポンプ）を示した地図
図中，×が井戸（給水ポンプ）の場所，・がコレラの死者が発生した場所を示す。
（引用：http://ja.wikipedia.org/wiki/%E3%83%95%E3%82%A1%E3%82%A4%E3%83%AB: Snow-cholera-map.jpg）

幕末から明治にかけて流行した。

日本の江戸時代（から明治にかけて），最初に日本に大流行が記録されているのは，1822 年（文政 5 年）であり大阪等で流行した。以後 1858 年

（安政5年），1862年（文久2年）に流行が記録されている。安政5年には，鎖国が解かれており，外国人の往来が増加した。江戸で数万人亡くなったとの記録もあるが，定かではない。発症すると数日で亡くなるので，コロリとも言われた。下痢による脱水症状で死に至るが，塩（と砂糖）を含んだ水分を経口摂取することで，脱水症状を治療することができ，これにより死亡する患者が激減した。

（3）インフルエンザ

インフルエンザは，インフルエンザウイルスの感染により，上気道の炎症を主とする感染症である。咽頭痛，咳，痰，鼻汁等の上気道炎の症状に加えて，悪寒，頭痛や，筋肉痛，関節痛を伴う発熱があり，時には39℃台に達することもある。多くは数日の経過で自然に回復・軽快する。

現在は，迅速抗原検査が利用可能である。特にわが国では迅速診断キットが普及しており，診療所等医療機関の外来で，15分程度で検査結果を出すことができる。これにより迅速診断ができる。簡便で迅速な診断キットが利用できるため，冬季のシーズンだけでなく，4月・5月から夏季等にも陽性者がいることが分かってきた。

インフルエンザウイルスの遺伝子の変異により，表面の抗原が異なる新型のウイルスが出現する。この場合，ほとんどの人がこの新型インフルエンザウイルスに対する免疫を持っていないため，世界的な大流行（パンデミック）が生じる[2)]。

インフルエンザの流行の中でも，最大のものは，1918〜1919年に世界的に大流行し，5,000万人死亡したとされるスペイン風邪である。わが国でも約39万人が亡くなったとの報告がある。疾病の1回の流行による死者数として，人類史上最大のものである。この時の感染者数は6億人，死者は4,000万〜5,000万人にのぼる（当時の人口は20億〜30億人）

と言われる。実に世界中の人間の4〜5人に1人が患者となり，患者の5〜6人に1人が亡くなったことになる（死亡率17〜20%）。

インフルエンザという言葉の語源は，「影響」を意味するイタリア語*influenza*からきている（英語ではinfluence）。

スペイン風邪以外の大流行として，それ以前はインフルエンザの大流行と思われる記録があるが，診断が確定しておらず，推測の域を出ていない。

また以後は，1957年のアジア風邪，1968年に香港風邪，1977年にソ連風邪として世界的に大流行した。いずれも患者数は多いが，死亡者は多くない。

(a) 新型インフルエンザ

①高病原性トリインフルエンザ

1996年に中国の広東省でガチョウからH5N1型のインフルエンザAインフルエンザウイルスが見つかり，水鳥など鳥類で大流行した。

1997年に香港の食肉市場の周辺で18人が罹患し，6名が死亡した。

トリインフルエンザウイルスの罹患は数が少なく，ヒトからヒトへの直接伝播は認められていないが，死亡率が高く警戒されている。この本来，鳥類が持っているインフルエンザ（H5N1）は，平成15年（2003年）11月以降，タイ，ベトナム，インドネシア等の東南アジア中心であったものから，欧州，アフリカに広がり，平成28年（2016年）4月4日の時点で，患者数850名，死者が449人となっている[2)]。

平成25年3月には，中国でトリインフルエンザ（H7N9）のヒトへの感染が報告された。これにより，平成26年（2014年）11月には，感染症法が改正され，トリインフルエンザ（H7N9）が2類感染症に位置付けられた[2)]。

②インフルエンザ（H1N1）2009

高病原性トリインフルエンザの大流行がスペイン風邪の再来になるのではとの恐怖感の中，2009年3月にメキシコを発端に新型インフルエンザが流行したが，これは恐れられていたトリインフルエンザではなく，ブタ由来のブタインフルエンザ（A/H1N1型ウイルス）であった。このウイルスは，ヒトからヒトへの感染を示した。感染力は強く，わが国では2,000万人以上が感染したと考えられている。不顕性感染も含めると，日本国民の4分の1から3分の1が感染したのではないかとも推察されている[3)]。幸いに病原性は低く，死亡者は数十万人に1人程度と言われている[3−5)]。

平成22～23（2010～2011）年にかけての冬季には，このブタインフルエンザ（A/H1N1型ウイルス）による感染は，従来型の季節性インフルエンザと同様の流行様式に変わり，同時にA香港型やB型のインフルエンザウイルスも検出された[2)]。

2011年（平成23年）3月31日に，わが国では「感染症の予防及び感染症の患者に対する医療に関する法律」に基づき，平成21年に発生した新型インフルエンザ（A/H1N1）は，「新型インフルエンザ等感染症」から，「通常の季節性インフルエンザ」へ移行した。季節性インフルエンザとして取り扱うことになるインフルエンザの名称は，「インフルエンザ（H1N1）2009」とされた。

③新型インフルエンザ等対策特別措置法

この時（平成24年）に，新型インフルエンザ等に対する対策の強化を図ることで，国民の生命および健康を保護し，生活や経済への影響を最小にすることを目的として新型インフルエンザ等対策特別措置法が制定された。

新型インフルエンザ等対策の実施に関する計画，発生時における措置，新型インフルエンザ等緊急事態措置等を定めることにより，感染症の予防および感染症の患者に対する医療に関する法律（感染症法），検疫法，予防接種法と連携し，新型インフルエンザ等に対する対策の強化を図る法律である。この法律は新型インフルエンザだけでなく，急激に流行して国民に重大な影響を及ぼす恐れのある新たな感染症が発生した場合にも適用されるものであり，後述するわが国では，2020年に感染拡大した新型コロナウイルス感染症（COVID-19）蔓延の際にも適用された。

（4）結核

(a) 古代

結核は，抗酸菌である結核菌（*Mycobacterium tuberculosis*）群による感染症である。全身に感染する可能性がある。結核は，最も多くの人間を死に至らしめた病気であった時代もある。19世紀初期には，全世界の死因の約2割を占めていた[6)]。

また，人間の病気の中でも最も古いものの一つである。ドイツのハイデルベルクで発掘された約9000年前の人骨の第4，第5胸椎に脊椎カリエスの痕が認められるという。

エジプト先王朝時代（紀元前6500～5100年）のアダマイ遺跡で発掘された女性に，脊椎カリエスが発見されているので「結核は人類とともに古くからあった」と言われる。また，同じエジプトでは，紀元前1000年頃の古代エジプト王朝時代の神官にも，結核性脊椎炎の例が記録されている。

中国でも，紀元前193年から186年頃の湖南省長沙市の馬王堆古墳に埋葬されていた被葬者に肺結核の罹患の痕跡とみられる石灰化病巣が認められた。野生の動物を家畜化することと，結核が人類の集団において蔓延することは関係が深く，特に家畜化した牛と結核菌を共有してきた。

わが国では，およそ1800年前の鳥取県の青谷上寺地遺跡の人骨に発見された結核性変化が最も古い結核の痕跡なので，結核菌はその頃大陸からの渡来人によってもたらされたと考えられている[7,8]。

(b) 産業革命期の大流行

18世紀のイギリスで起きた産業革命により都市に人口が集中し，労働者は劣悪な環境で長時間の労働を強いられ，死亡率が増加した。その時の疾患として，先に述べたコレラが挙げられる。さらに，当時の産業革命の中心地のロンドンは，石炭を使用していることによる粉塵が多く，呼吸器系の疾患が多かった。結核も蔓延した。

産業革命により都市に人が集中し，当時のイギリスの労働者階級は貧困・不潔・疾病の悪循環に陥っており，労働者階級の健康問題は，労働者個人の責任ではなく，政府の責任によるものとされ衛生改革の重要性が訴えられた[9]。

(c) 日本における結核の状況

①第2次世界大戦前

江戸時代まで，結核（肺結核）は,「労咳」と言われていた。労咳で亡くなったとされる人に武田信玄，長州藩の高杉晋作，新選組の沖田総司をはじめ多くの歴史上の有名人がいる。明治以後の著名人では，正岡子規等が有名である。特に文学・芸術家では,『風立ちぬ』の作者の堀辰雄，国木田独歩，樋口一葉，滝廉太郎，石川啄木，竹久夢二等，多彩な人物が結核で亡くなっている。

わが国における結核の蔓延は，明治期以降の近代化・工業化とともに始まった。日本の労働衛生の歴史でもある。明治以降，日本では絹糸，絹織物が輸出産業の主製品となり，国営紡績工場が開設される等，軽工業である繊維・紡績業が国の産業の中心となった。そこで働いていたのは，若い女性（女工）が主であった。紡績工場・製糸工場は閉鎖された空間で，糸くず等ほこりが多い劣悪な環境あり，女工はそこでの長時間労働を強いられ，栄養状態も良くなかった。このため，呼吸器疾患が多く，また集団生活をしていたこともあり，結核が蔓延した。

1925年（大正14年）に，細井和喜蔵が発表した『女工哀史』(1925年）という報告文学に，結核が蔓延した理由である低栄養，長時間労働，糸くずが舞う劣悪な労働環境等，当時の女工の過酷な状況が描写されている。また，山本茂実が1968年に発表したノンフィクション文学である『あゝ野麦峠』も，副題は「ある製糸工女哀史」であり，明治30年代後半時代の諏訪の製糸工場を舞台に，若い女工達の過酷な状況を描いたものであるが，そこでも結核が描かれている。

②第2次世界大戦後

第2次世界大戦の敗戦による貧困により結核が蔓延し，結核は「国民病」と呼ばれるようになった。

1950年代は，1年間に約60万人の結核患者が発生し，結核罹患率は人口10万人対700であった。結核患者が最も多かったのは，昭和26年頃であり，人口比で見れば現在の1,000倍の患者数がいた。昭和26年頃，わが国には結核に有効な薬はなく，病気になればひたすら安静の日々を何年も過ごさねばならず，59万人を超える登録患者は病んで絶望的な日々を送っていた。健康な若者も，いつ結核になるか分からなかった。国民病とされ，その対策として胸部レントゲン写真による検診制度等が普及した。終戦直後の公衆衛生行政の柱の一つであった。

③わが国における現在の結核の課題―高齢者・医学的リスクを持つ人の発症・偏在―

国民病である結核への国をあげての対策が成果を上げ，2007（平成19）年の結核の罹患率は20を切った。しかし，欧米の先進国の罹患率と比較すると2～4倍程度あり，毎年，2万4,000人以上もの患者が発生しており，日本は依然として結核中蔓延国であった。罹患率が人口10万人対10以下である低蔓延国になるには，さらに10年以上かかると推定されていたが，2021年の結核罹患率（人口10万対）は9.2であり，結核低蔓延国になった。

従来は小児・生徒・学生の集団感染が多かったが，最近は事業所等で年長者の集団発生が増えている。新たに結核患者として登録された人の半数近く（48.9%，2008年）を，70歳以上の高齢者が占めるようになった。これは，第2次世界大戦の戦前戦後の結核蔓延時代に感染を受けたこの世代（当時は10〜20歳代）が高齢者になり，さまざまな理由で発症しているからと考えられる。この世代に発生患者が偏在し，国全体の罹患率の高さに影響している。また，高齢結核患者の半数は呼吸器症状を訴えない場合が多いことから発見が遅れ，診断された時にはすでに重症という例も少なくない。

結核患者の高齢化によって，患者発生は医学的リスクをもった人々に集中している。中でも糖尿病は最も多く，胃切除や胃潰瘍，塵肺がこれに次ぐ。さらに免疫抑制薬の治療を受けている人，HIV・エイズ合併患者も確実に増え，このようなハイリスク患者の増加は，院内感染につながる危険をはらんでいる。特に，若い世代を中心とする看護師や職員も感染することがある。

さらに結核に罹患しやすい層として，社会経済的弱者への偏在が挙げられる。住所不定者（ホームレス）や生活困窮者，健康管理の機会に恵まれない小規模事業所の従業員，高蔓延国からの移民・外国人労働者等，特に大都市に住むこのような人々に発生が集中している。ゲームセンターや遊技場等，不特定多数の人が出入りする施設での発生の報告もみられる。

高齢者や基礎疾患を持つ人々への結核の増加，発見の遅れは結核患者の予後を不良にしており，登録された患者が1年以内に結核で死亡する割合は，約2%から約5%へと上昇している。

平成26 (2014) 年に新たに登録された結核患者数は19,615人で，罹患率は15.4であり，罹患率が10（人口10万人当たり）以下である低蔓延国と比較して，罹患率は数倍高く，依然として中蔓延国にとどまっていたが，前述の通り，2021年の結核罹患率は9.2となり低蔓延国になった。

新発生患者の半分以上は65歳以上であり，その多くは初発患者ではなく，以前の感染から発症した者である。一方で，2,600人以上の患者は39歳以下である。若い層でも都市部を中心に新しい感染と発病が起こっている。

なぜ，日本は長く結核中蔓延国にとどまっていたのであろうか。青年期までの感染歴のある高齢者が多いことが一つの理由である。高齢者となり，免疫力の低下により発症する例がある。また，高齢者は発症しても，症状が顕著ではなく，周囲に（本人も）気づかれることなく日常生活を過ごすことにより，感染が広がっていく。この場合，接触者として，医療機関の職員等の若年者に初感染を起こさせる場合もある。

さらに，経済的生活困窮者等，社会的弱者や高蔓延国から入国する外国人は，受診が遅くなり，受診時には重症化しており，また周囲に感染者がみられる場合もある。また，医療者や社会的な関心が低い等，結核を疑わないまま，風邪等の診断で，咳，痰の呼吸器症状を発症している患者を経過観察している場合，また，このような場合，患者側も受診する医師，医療機関を短い期間で次々と変えていくという受診行動により，中期的な経過を追える医師がいない状態になり，全体の経緯が分からないまま日数を経過して重症化する場合もある。

ただし，わが国では，多剤耐性結核，HIV患者における結核の合併，小児の結核が比較的少ないことは優れている点である[10)]。

(5) 産褥熱

産褥熱は，妊婦が出産後に死ぬ原因として多いものであった。以前は，出産・分娩は母体にとって危険なものであった。当時は，母親達は文字通り命がけで出産に臨んだ。現在でも，途上国等，衛生状態の良くない国や地域では，母子にとって大きな脅威である。現在でも全世界では，毎年 50 万人の妊婦が死に，その 99%は途上国であり，その 25%は感染症が原因であると言われている。

皮肉なことに医学が進歩し，産院が整備された 18 世紀のヨーロッパにおいて，科学的な医療が普及しようとした時期に，産褥熱が流行した。当時のヨーロッパの大病院の医師や医学生は研究熱心であったが，病院の死体解剖室で解剖した後に，分娩室に来て，妊婦に接したが，残念ながら手を洗うこともなく，衣服を着替えずに分娩に立ち会ったため，出産・分娩している母体に死者の持っていた病原体を，運ぶ結果になってしまった。医師が病気の原因を発見しようと，死体解剖室で研究すればするほど産褥熱が広がるという皮肉な結果になっていった。

産褥熱が出産に立ち会った医療者の手や衣服からうつるのではないかと最初に疑ったのは 18 世紀のアレクサンダー・ゴードンであった。また産褥熱が感染症であることを発見したと言われているイグナッツ・ゼンメルヴァイスは，1847 年にすべての出産に立ち会う医師・医学生に，分娩室に入る前に手を消毒することを命令して，産褥熱による死亡率を減少させた。しかし，当時は評価されなかった[11)]。

現在では，手洗いやガウンテクニック等の清潔操作，消毒薬，分娩室の清潔を保つ，抗生物質，多くの産褥熱の原因と言われる細菌（溶血性連鎖球菌）の同定等により，先進国では大きな問題にはならず死亡率は激減したが，世界全体でみれば，途上国の母親は出産・分娩の際に，現在でも産褥熱の危険に曝されている。

（6）SARS，MARS，新型コロナウイルス感染症

(a) 新型コロナウイルス感染症（COVID-19）のパンデミック

2019 年 12 月，中華人民共和国の湖北省武漢市で肺炎患者の集団発生として報告され，その後，世界に拡大した新型コロナウイルス（SARS-CoV-2）の感染は，わが国では，2020 年 1 月 16 日に初めて患者が報告され，2 月 1 日に指定感染症に指定された。クルーズ船（ダイヤモンド・プリンセス号）での発生の対応も経験した。その後，2020 年 3 月下旬から患者数が増加し，同年 4 月 7 日には改正新型インフルエンザ等対策特別措置法に基づき緊急事態宣言が発出された。同年 6 月後半から患者数が再び増加に転じ，1 日あたり 1,000 人前後の陽性者が報告された。地域により差があるが，1 日当たりの新規陽性者数の推移をみると，2020 年 4 月中旬，同年 7 月末から 8 月初旬，2021 年 1 月初旬にピークがあり，それぞれ第 1 波，第 2 波，第 3 波と考えられている。同年 2 月末に減少したが，3 月より増加している。この時点で，2020 年当初のウイルスより，変異したいくつかの変異株に置き換わってきている。2023 年 1 月末の段階で，日本では第 8 波がピークを越えている状況である（図 1-2）。

(b) 新型コロナウイルス感染症以前の感染症病床

平時の感染症指定医療機関の病床数として，2019（平成 31）年 4 月 1 日の時点の指定状況が厚生労働省のホームページに載っている。

まず，特定感染症指定医療機関は，全国で 4 医療機関しかなく，計 10 床である。

特定感染症指定医療機関は，新感染症の患者の入院医療を担当できる基準に合致する病床を有する医療機関で，全国に数か所ある。

次に第一種感染症指定医療機関は，全国で 55 医療機関 103 床，各都道府県で原則 1 病院が指定され，1 病院当たり 1～2 床である。第一種感染症指定医療機関は，一類感染症の患者の入院医療を担当できる基準に合

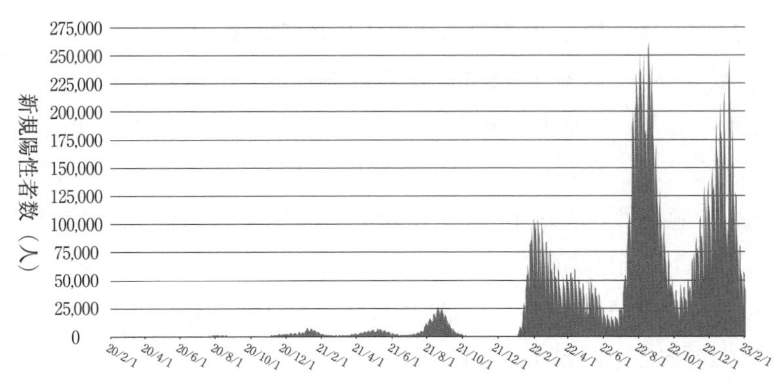

図 1-2　新型コロナウイルス新規陽性者数の推移（2023 年 2 月 3 日現在）

厚生労働省 WEB サイト：データからわかる―新型コロナウイルス感染症情報―「新規陽性者数の推移（日別）から作成。
https://covid19.mhlw.go.jp/（2023/2/4 15：00 参照）

致する病床を有する医療機関で，原則として都道府県域ごとに 1 か所である。

最も数の多い第二種感染症指定医療機関，感染症病床を有する指定医療機関は，全国で 351 医療機関，病床数は 1,758 床である。第二種感染症指定医療機関は，二類感染症の患者の入院医療を担当できる基準に合致する病床を有する医療機関で，原則として 2 次医療圏域ごとに 1 か所である。都立駒込病院，東京都保健医療公社豊島病院，横浜市立市民病院などごく一部で 20 床を超える病院があるが，大部分は 4～6 床である。これでは，小さなクラスターが発生すれば病床が満杯になってしまう。

感染症病床は，陰圧設備を完備する等，設備のコストがかかり，特に感染症病床が置かれることの多い公立病院には，平時のコスト負担である。2019 年，2020 年初頭の新型コロナウイルス感染症の流行の直前まで，感染症専用病棟は，公立病院，地域医療支援病院に 4～6 床設置されていることが多かった。感染症専用病床は，陰圧設備が必要であり，数年から十年に1度あるかないかのパンデミックに備えるのは，病院あたり4床程度になることは，止むを得ないことであろう。

常に起きる訳ではないパンデミックに対する備えは，新型コロナウイルス感染症以前は不十分であった。幸いなことに，2009年の新型インフルエンザの流行，SERS，MERSで大きな被害を経験してこなかったわが国は，2020年1月以降の新型コロナウイルス感染症の流行により，感染症病床の確保に大きな苦労をしている。

また，新型コロナウイルス感染症以外の他の疾病，外傷が理由で入院した患者が実は，新型コロナウイルス陽性者で，彼らからの院内感染等，病院におけるクラスターも初期には発生した。これにより，一般診療用の病床も休床せざるを得ず，一般医療の病床の確保も困難になり，救急患者の受け入れ困難，早期がんの手術や待機的手術の延期等，医療崩壊とも言える状況も生じた。

(c) 新型コロナウイルス（SARS-CoV-2）について

コロナウイルスには，以前から4つのタイプが知られていた。一般的に症状は軽く，ヒトの感冒（common cold）の原因の10～15％を占めると言われていた（αコロナウイルス）。

その後，2002年中国・広東省から発生したSARS（重症急性呼吸器症候群），2012年アラビア半島から発生したMERS（中東呼吸器症候群）の原因となったSARS-CoV，MERS-CoVが，コロナウイルスの亜型（βコロナウイルス）であることが判明した。この時点で，コロナウイルスは，感冒様症状を呈する風邪症候群ウイルスの4種類（αコロナウイルス）と，重症肺炎ウイルスのSARS-CoV，MERS-CoVの2種類（βコロナウイルス）の計6種類が知られていた。

2019年12月中国湖北省武漢市で発生した原因不明の肺炎の原因病原

体（新型コロナウイルス）が，SARS-CoV，MERS-CoV と同じ，コロナウイルスの亜型であることが判明し，SARS-CoV-2 と命名された。

2020 年以降は，ヒトに感染するコロナウイルスは，風邪症候群ウイルスの 4 種類（α コロナウイルス）と動物由来の重症肺炎ウイルス（β コロナウイルス）3 種類（SARS-CoV，MERS-CoV，SARS-CoV-2）を加えた計 7 種類である。

4. まとめ

以上のように，感染症は，人類の歴史において，大きな影響を与えて，常に脅威であった。時には，社会や国の存在を脅かすほどの影響があった。

また多くの文学へも影響を与えて，文化的にも影響があり，感染症への対策が衛生学，公衆衛生学，疫学の発展を生んだと言える。

引用文献

1）Dobson M 著，小林　力訳：『Disease　人類を襲った 30 の病魔』（医学書院，2010 年）

2）厚生労働省統計協会：国民衛生の動向 2016/2017 63（9），2016

3）高橋　央著，賀来満夫監修：『インパクトスコアで知る重大感染症　154　グルーバルナビ』，（中山書店，2010 年）

4）新型インフルエンザの情報（厚生労働省ホームページ　新型インフルエンザ（A/H1N1）対策関連情報：http://www.mhlw.go.jp/bunya/kenkou/kekkaku-kansenshou04/）

5）新型インフルエンザに関するＱ＆Ａ（厚生労働省ホームページ　新型インフルエンザ（A/H1N1）対策関連情報；http://www.mhlw.go.jp/bunya/kenkou/kekkaku-kansenshou04/02.html）

6）Bynum W，Bynum H 著，鈴木晃仁，鈴木実佳訳；『Medicine　医学を変えた 70

の発見』（医学書院，2012 年）
7）結核予防会ホームページ（http://www.jatahq.org/siryoukan/ayumi/rekishi.html）
8）酒井シヅ編：『疫病の時代』（大修館書店，1999 年）
9）Ruffie J，Sournia J-C 著，仲澤紀雄訳：『ペストからエイズまで　人間史における疫病』（国文社，1988 年）
10）石川信克：日本の結核その現状と展望　結核制圧に向けた世界的挑戦．日本医師会雑誌 145（5）：933-936，2016
11）玉城英彦：『手洗いの疫学とゼンメルワイスの闘い』（人間と歴史社，2017 年）

参考文献

梶田　昭：『医学の歴史』（講談社学術文庫，2003 年）
Diamond J 著，倉骨　彰訳：『銃・病原菌・鉄（上・下）』（草思社文庫，2012 年）
Cantor NF 著，久保儀明，楢崎靖人訳：『黒死病―疫病の社会史―』（青土社，2002 年）
鈴木庄亮，久道　茂監修，辻　一郎，小山　洋編集：『シンプル衛生公衆衛生学』（南江堂，2022 年）
系統看護学講座　公衆衛生（医学書院，2023 年）
最新内科学大系プログレス・シリーズ　感染症（中山書店，1997 年）

練習問題

問題 1　感染症成立の 3 大要因を挙げなさい。

問題 2　20 世紀までの人類の歴史上，世界的な大流行により，多くの死者を出した感染症を 3 つ挙げなさい。

解答

問題1

感染症成立の 3 大要因は,

1．病原体

2．感染経路

3．宿主の感受性

である。

問題2

ペスト，コレラ，インフルエンザが挙げられる。

ペストは，人類史上で最も死者が多かった疫病の一つである。特に，中世ヨーロッパで猛威を振るった。1346 年頃から，ヨーロッパで大流行した。ヨーロッパだけで，1353 年までの数年間で，少なくても 2,500 万人が死亡したと推察（推計）されている。当時の人口の 3 分の 1 以上である。

コレラの大流行は 1817 年からの大流行を第 1 回とし，1899 年までの 6 回の世界規模の大流行があった。いずれもインドのガンジス川の流域ベンガル地方から始まり，世界中で数百万人の死者を出した。

日本では，江戸時代に大流行した。1822（文政 5）年であり，大阪等で流行した・以後 1858（安政 5）年，1862（文久）年に流行が記録されている。

インフルエンザの流行の中でも最大のものは，1918〜1919 年に世界的に大流行し，5,000 万人死亡したとされるスペイン風邪である。疫病の 1 回の流行による死者数として人類史上最大のものである。この時の感染者数は 6 億人，死者は 4,000 万〜5,000 万人にのぼる（当時の人口は 20 億〜30 億人）と言われる。

2　免疫学総論

北村　聖

《**目標＆ポイント**》
1．免疫とは何かを理解する。
2．抗原-抗体反応を理解する。
3．免疫担当細胞とその働きについて理解する。
4．サイトカインについて理解する。

本章では，人体が細菌やウイルス等の外敵から自分自身を守る機序・メカニズムについて学習する。これを学習するにつれて，人体が自分と他人・他者とを区別しているメカニズムについても気づくはずである。さらに，この自分を守るメカニズムが破綻した時にどのような疾患が起きるのか，自分であって自分でないがん細胞に対しても排除する機構が存在するのか等についても発展的に学習する。

なお，免疫学を教えていて，いつも言われることが用語の難しさである。本書ではできるだけ分かりやすい言いかえ等を用いるが，解説が前後したりするので，学習に際しては読み返すことをお勧めする。

《**キーワード**》　自然抵抗性と獲得抵抗性，抗原，抗体，リンパ球，サイトカイン

1．免疫とは何か

自分を細菌やウイルス等の外敵から守るメカニズムを生体防御機構，あるいは広い意味で免疫（immunity）と言う。言葉の元の意味は，病気（疫病の疫）を免れるという意味である。大昔から人は，ある種の病気には一度感染したらもう二度とかからないことを経験的に知っていた。す

なわち病気＝疫を免れるという意味から，これを免疫と呼んだ。歴史的には，18 世紀末のジェンナー（英国の医学者）の天然痘に対するワクチン，すなわち「種痘」の有名な実験が近代医学における免疫学への扉であったと言えよう。その後の細菌学を中心とした微生物学の進歩により免疫学の知識も増加し，概念的にも整理されていった。19 世紀末に，パスツール（フランスの細菌学者）によるコレラ菌の免疫の実験から，生体には「よそもの」を排除する機構が備わっていることが明らかにされ，学問としての免疫学が始まったと言える。

臓器移植の時に拒絶反応が起きる。これも免疫機序によるもので，生体が細菌等を排除する機構と同じようなことが起きていることが，近年明らかにされている。しかし，自分の臓器に対しては拒絶反応は起きない。すなわち，免疫機序の第一歩として，生体は自己と非自己を区別する機構を持っていて，細菌や他人の臓器等の非自己に対してだけ攻撃，排除するメカニズムが働く。それならば，免疫システムはどのようにして，自己と非自己を区別しているのであろうか？　これが，免疫学に課せられた第一の疑問である。

生体の防御機構，すなわち広い意味での免疫機構は，生まれながらに備わっているものと（自然抵抗性），後天的に獲得されるもの（獲得抵抗性，狭い意味での免疫機構）に分けることができ，さらに獲得抵抗性は非特異免疫と特異免疫に分けることができる（図 2-1）。自然抵抗性と非特異免疫とを明確に分けることが難しい場合もあるが，非特異的免疫は一般には好中球等の顆粒球や単球・マクロファージによる抵抗性と考えてよい。一方，特異免疫はリンパ球による抵抗性で，「一度かかったら同じものには二度とかからない」といったような抗原特異性（ウイルス特異性等を指す）のある抵抗力のことである。

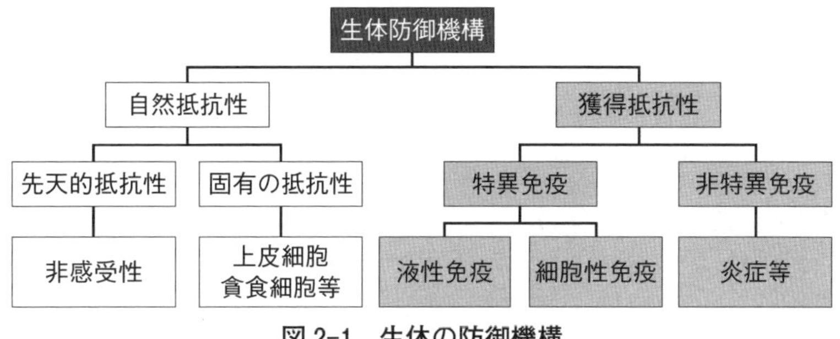

図 2-1　生体の防御機構

【まとめ】

免疫とは何か？　生体防御機構の一つであり，リンパ球が担う特異的免疫機構等が中心的メカニズムである。免疫機序により，「一度かかったら二度とかからない」といった現象が説明される。さらに，生体による自己と非自己の区別も重要な課題である。

2. 抗原と抗体

免疫反応を理解するうえで，まず抗原（antigen）と抗体（antibody）を理解する必要がある。抗原とは免疫反応を励起する物質で，一般には細菌やウイルスやその一部分・成分と思ってよい。いわば，一連の免疫反応の最初の引き金である。タンパク質やポリペプチド（多数のアミノ酸がペプチド結合によって連なったもの）が多いが，糖鎖の抗原もある。一度かかったはしか（麻疹）には一般には二度とかからないが，インフルエンザには何度もかかるのはなぜか。それは，麻疹ウイルスは抗原の変化が少ないが，インフルエンザウイルスはその抗原が H1N5 型とか H7N9 型等といろいろな種類があり，またウイルスが突然変異を起こしやすいためである。このことは，最近のコロナウイルス感染のパンデミックの際にも，同様の突然変異が多数認められた。

次に抗原の分類について述べる。人間にとって，細菌やウイルス，あるいはウマやサルは異種動物であるので，これらが持つ抗原を異種抗原と呼ぶ。一方，血液型等は同じ種（人間）の間で異なるものであるので，同種抗原と呼ぶ。ある種の疾患では，自分の体に対して免疫反応が起きてしまうことが病態の本質になっている。例えば，自分の赤血球に対して免疫反応が起きると赤血球が壊されてしまい，自己免疫性溶血性貧血が起きる。このような場合の抗原を自己抗原，抗体を自己抗体と言うが，自己抗体の出現は原則，病的な場合に限られる。

抗体とは，抗原と特異的に結合するタンパク質のことで，免疫グロブリン（immunoglobulin：Ig）とも呼ばれる。血漿タンパクの電気泳動ではγ（ガンマ）分画に泳動されることから，γグロブリンとも呼ばれる。

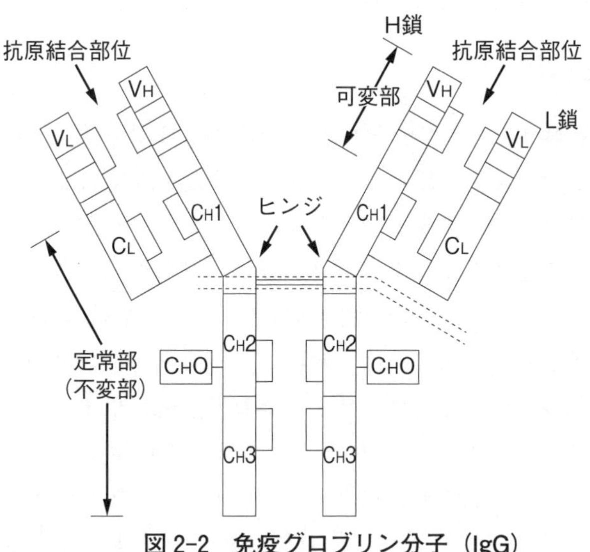

図 2-2　免疫グロブリン分子（IgG）

表 2-1　免疫グロブリン・γ グロブリン・Ig

IgG：	最も多い。 二次免疫の主体を成す。 胎盤を通過し，胎児・新生児の免疫反応を担う。
IgM：	5 分子が結合し 5 量体を作っている。 一次免疫の主体を成す。 ABO 式血液型抗体。
IgA：	2 分子が結合し，2 量体を作っている。 分泌液（乳汁，唾液等）に含まれる。
IgD：	B 細胞表面にあり，血清中にはほとんどない。
IgE：	即時型アレルギーに関与する。

抗体はリンパ球の一つである B 細胞と形質細胞（B 細胞が分化した細胞）で産生，分泌される。このメカニズムを液性免疫と呼んでいる。抗体は図 2-2 に示すように 2 本の重鎖（H 鎖）と 2 本の軽鎖（L 鎖）から構成されている。また，それぞれが，抗原と結合する部位（可変部）と定常部（不変部）に分けられる。すなわち，抗体 1 分子は抗原 2 分子と結合する。また定常部の違いにより，抗体は IgG，IgM，IgA，IgD，IgE の 5 種類に分けられる。それぞれの簡単な特徴を表 2-1 に示す。ポイントだけを記すと，IgG は最も多く抗体の主役であり，胎盤を通過するので胎児・新生児において母体からの抵抗力を受け継ぐ主体である。IgM は初期反応を担う抗体で，5 つの分子が結合した大きな分子である。IgA は唾液や乳汁の中に含まれる抗体である。IgD はほとんど血中に見られず，B 細胞の表面にある。IgE はアナフィラキシーに関与する微量の抗体である。近年，この抗体を薬品として開発して治療に用いている（抗体医薬）。

【まとめ】

免疫反応の引き金が抗原で，細菌やウイルスの一部分等のタンパク質が抗原となる。これに反応して種々の反応が起きるが，その一つとしてその抗原に特異的に結合するタンパク質である抗体が産生される。産生された抗体は，抗原に結合することにより抗原を体内から排除する。

3. 免疫に関与する細胞

広い意味で免疫に関与する細胞は，白血球すべてである。白血球の種類によってそれぞれの働きがあり，顆粒球（好中球と，好酸球と好塩基球から成る）は非特異生体防御に関与しケモカイン（化学的生理活性物質）を産生し，それに反応して炎症部位に遊走し，細菌等を貪食・殺菌する（主に好中球）。好酸球は寄生虫疾患・アレルギー疾患の際に非特異的に働き，好塩基球はIgEに反応し，即時型アレルギー反応に関与する。

単球は，血管外では組織マクロファージや樹状細胞となり，いずれも細菌等を貪食し，消化したうえでリンパ球に抗原として提示する。これが抗原特異免疫反応の引き金となる。

リンパ球が狭い意味での免疫反応，すなわち特異的生体防御を担っている。リンパ球は末梢血中で60～80％を占めるT細胞と，10数％を占めるB細胞と，数％を占めるNK細胞に分けられる。T細胞とB細胞の特徴を表2-2にまとめた。抗体による免疫を液性免疫，細胞によるものを細胞性免疫と分けることがあり，その際に液性免疫はB細胞が担い，細胞性免疫はT細胞が担うと言われることがあるが，大まかには正しいものの，いずれもT細胞・B細胞双方の相互作用が必要である。

（1）T細胞

T細胞は造血幹細胞が胸腺（thymus）で分化して成熟する（T細胞のTはthymusのT）。この過程で，自己抗原に反応する細胞は排除され（negative selection），自己組織適合抗原とともに提示される抗原に反応

表 2-2　T 細胞と B 細胞の特徴

T 細胞 ・幹細胞が胸腺（thymus）で分化する。 positive/negative selection を受ける。 ・T 細胞受容体とシグナル伝達分子 CD3 を発現。 ・T 細胞の種類 —ヘルパー T 細胞（Th）：サイトカインの産生，CD4 陽性，Th1 と Th2。 —抑制/細胞傷害性 T 細胞（Ts/c）：CD8 陽性，がん免疫や移植免疫に重要。 B 細胞 ・幹細胞が骨髄や肝臓で分化。 ・表面免疫グロブリンが抗原受容体。 ・形質細胞に分化し，抗体を産生する。 プレ B 細胞→未熟 B 細胞→成熟 B 細胞→形質細胞。 ・免疫グロブリン遺伝子の再構成。

するものは増殖する（positive selection）。抗原と結合する抗原受容体として，T 細胞受容体とそのシグナル伝達分子 CD3 を細胞表面に発現している。さらに，CD4 あるいは CD8 分子の発現により T 細胞は 2 種類に大きく分けられる。すなわち，ヘルパー T 細胞と抑制性 T 細胞である。図 2-3 に，T 細胞が抗原提示細胞からの抗原を認識するシェーマを示す。

ヘルパー T 細胞は CD4 陽性で，ほかの T 細胞や B 細胞の働きを助ける。主にサイトカインを産生することにより，これらの働きを行う。産生するサイトカインの種類により，ヘルパー細胞はさらに Th0 と Th1 と Th2 に分類される。

抑制性 T 細胞は CD8 陽性で抑制/細胞傷害性 T 細胞（Ts/Tc）とも言われ，抗原を発現している細胞を傷害する働きがあるため，がん免疫や移植免疫に重要である。

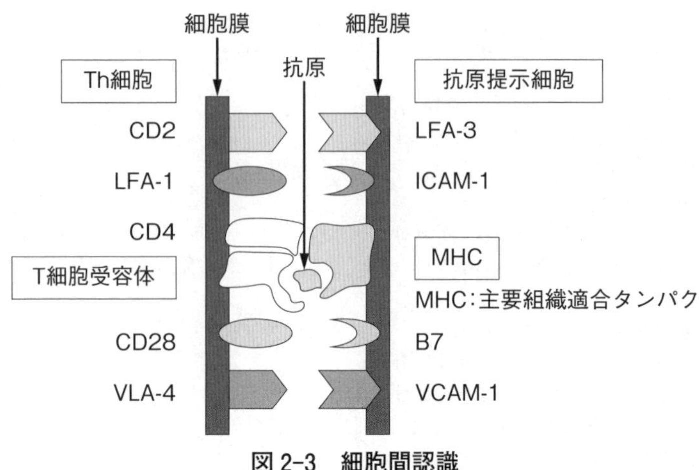

図 2-3　細胞間認識

（2）B 細胞

B 細胞は造血幹細胞が骨髄や肝臓で分化して成熟する（B 細胞の B は鳥類の B 細胞が分化する場所ファブリキウス嚢の名前からきているが，哺乳類では骨髄由来なので，bone marrow の B とも言われる）。B 細胞の抗原受容体は表面免疫グロブリンである。B 細胞は最終的に形質細胞に分化し，抗体を産生する。

どんな抗原が侵入してきても，それに反応する抗体を作ることができる。それはなぜだろう？　これも，免疫学に与えられた大きな命題であった。無数にある抗原に対応した抗体を限られた数の遺伝子から作るため，B 細胞が前駆細胞から分化してくる際に免疫グロブリン遺伝子を再構成し，新たな組み合わせの遺伝子が作成され，抗原に対応した抗体を作る遺伝子ができる（図 2-4）。このメカニズムの詳細は省略するが，遺伝子が再構成を起こす事実は多くの研究者に大きな驚きを与えた。この機序の発見が利根川進博士のノーベル生理学・医学賞の対象になった。

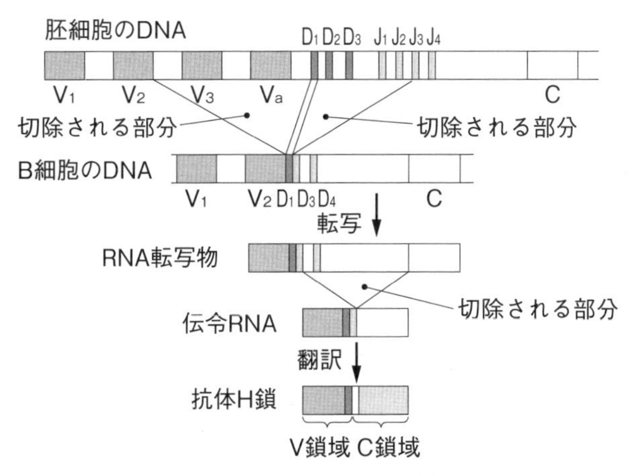

図 2-4　免疫グロブリン遺伝子の再構成

V から 1 つ，D から 1 つ，J から 1 つの遺伝子が選択されることにより，多様な抗体を作ることができる。

【まとめ】

免疫に関与する細胞のうち，リンパ球が抗原特異的免疫反応を担っている。T 細胞はヘルパー T 細胞と抑制性 T 細胞から成り，免疫反応を制御している。B 細胞（形質細胞）は抗体を産生・分泌する。単球・マクロファージは抗原を貪食して，リンパ球が反応する形にしてリンパ球に抗原を提示する。

4. サイトカインと免疫

サイトカインとは細胞が産生する生理活性物質と定義され，一般に極めて微量で作用し，サイトカイン受容体を発現している特定の細胞にのみ作用する性質を持つ。ホルモンと似ているが，産生細胞が内分泌細胞ではなくリンパ球等の免疫担当細胞であり，短い時間特定の細胞にだけ

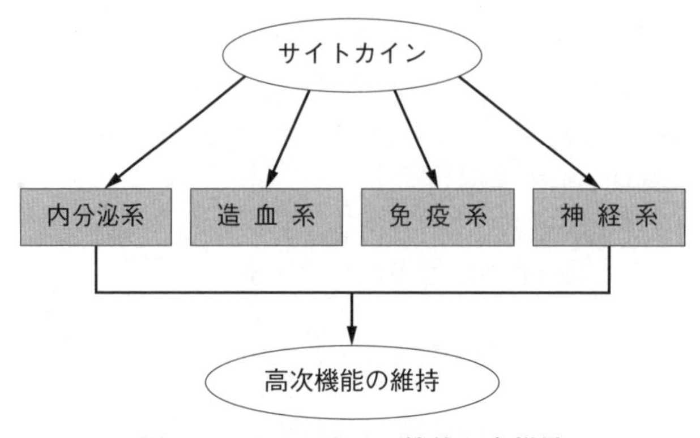

図 2-5　サイトカイン機能の多様性

働く点で異なる。サイトカインの働きは，免疫制御，細胞傷害，細胞増殖，造血促進等，極めて多様な作用がある。サイトカインは，免疫系や造血（血液細胞を作ること）のみならず，神経系や内分泌系にも働くことが明らかにされており，生体システムを統合する高次機能を担っているといっても過言ではない（図 2-5）。

現在非常に多くのサイトカインが発見され，機能的な分類がなされている。免疫系に働く主なサイトカインの概要を表 2-3 に示す。これらのサイトカインは相互に作用しあって（サイトカインネットワーク），生体の恒常性の維持や外敵に対応する機構を構成している。その一例として，先に述べたヘルパー T 細胞とサイトカインの相互作用を図 2-6 に示す。さらに，Th2 による炎症の抑制の相互作用を図 2-7 に示す。もちろん，これらの詳細を記憶する必要はないが，ここでは多くのサイトカインが相互に関与している構図を理解してほしい。コロナウイルス感染症では，サイトカインが爆発的に放出されるサイトカインストームという現象が観察された。

表 2-3　サイトカインの種類と性状一覧表

サイトカイン	主な産生細胞	主な機能
エリスロポエチン (EPO)	腎皮質 間質細胞	赤芽球系前駆細胞の分化・増殖の促進
顆粒球コロニー刺激因子 (G-CSF)	単球・マクロファージ 線維芽細胞 内皮細胞 前脂肪細胞	好中球系前駆細胞の増殖・分化促進，成熟好中球の機能増強，造血幹細胞と成熟好中球の末梢血への動員作用，骨髄性白血病細胞や一部の固型がん細胞の増殖刺激
マクロファージコロニー刺激因子 (M-CSF)	血管内皮細胞 線維芽細胞 マクロファージ 脱落膜細胞	単球・マクロファージ産生，GM-CSF，G-CSF，Meg-POT 産生，殺腫瘍活性，破骨細胞増殖作用，絨毛細胞分化作用，コレステロール低下作用
顆粒球マクロファージコロニー刺激因子 (GM-CSF)	T 細胞	好中球，好酸球，マクロファージの増殖分化および機能亢進巨核球の分化
幹細胞因子 (SCF)	骨髄ストローマ細胞	肥満細胞の増殖，IL-1，3，6，EPO，G-CSF，GM-CSF との共働作用による幹細胞の増殖支持
トロンボポエチン (TPO)	肝細胞	血小板数の増加 骨髄巨核球の増加
IL（インターロイキン）-1	マクロファージ 好中球 T 細胞 B 細胞 NK 細胞 血管内皮細胞 線維芽細胞 ミクログリア 平滑筋細胞	T 細胞の活性化，IL-2R の発現，B 細胞の活性化・分化，NK 細胞の活性化，内皮細胞の活性化，好中球増加，接着分子の発現促進，発熱，傾眠，食欲低下，低血圧，ショック，コラゲナーゼ合成，破骨細胞活性化，IL-2～8 の誘導，TNF・IFN・CSF の誘導，急性期タンパクの誘導，ACTH の上昇
IL（インターロイキン）-3	T 細胞	T 細胞に 20α ヒドロキシステロイド脱水素酵素を誘導，multi-CSF 活性，NK 細胞の分化誘導，B 前駆細胞の増殖・分化，破骨細胞の分化

表 2-3　つづき

サイトカイン	主な産生細胞	主な機能
IL（インターロイキン)-4	$CD4^+$T 細胞	B 細胞の活性化・増殖，免疫グロブリン重鎖のクラススイッチによる IgG_1・IgE 抗体の誘導，MHC クラスⅡ抗原の誘導，T 細胞の増殖，肥満細胞の増殖
IL（インターロイキン)-5	$CD4^+$T 細胞 肥満細胞	B 細胞の増殖・抗体産生細胞への分化，好酸球の増殖・分化，IL-2R の発現誘導，キラー T 細胞の誘導を補助
IL（インターロイキン)-6	T 細胞 B 細胞 マクロファージ 線維芽細胞 血管内皮細胞 グリア細胞 腎メサンギウム細胞	B 細胞を抗体産生細胞に分化，T 細胞の増殖・分化，キラー T 細胞の誘導，急性期タンパクの誘導，神経細胞の分化誘導，メサンギウム細胞の増殖，ACTH の産生，多能性幹細胞の増殖，巨核球の分化，骨髄腫細胞の増殖
IL（インターロイキン)-7	骨髄ストローマ細胞 胸腺ストローマ細胞 脾の細胞 腎の細胞	B 前駆細胞の増殖・分化，T 細胞の増殖・分化，キラー T 細胞の活性増強，LAK 細胞の誘導，単球の活性化
IL（インターロイキン)-11	骨髄ストローマ細胞 線維芽細胞	形質細胞株の増殖，B 細胞の分化，造血幹細胞芽球コロニーの増殖，マクロファージの分化誘導，巨核球の分化，脂肪細胞化の抑制

【まとめ】

リンパ球や単球・マクロファージ，線維芽細胞等から免疫活性物質が産生され，これらをサイトカインと呼ぶ。サイトカインは免疫反応の制御や造血の制御等に働き，また，神経系や内分泌系にも働く。サイトカインにより免疫系，ひいては生体全体が高度に制御されている。

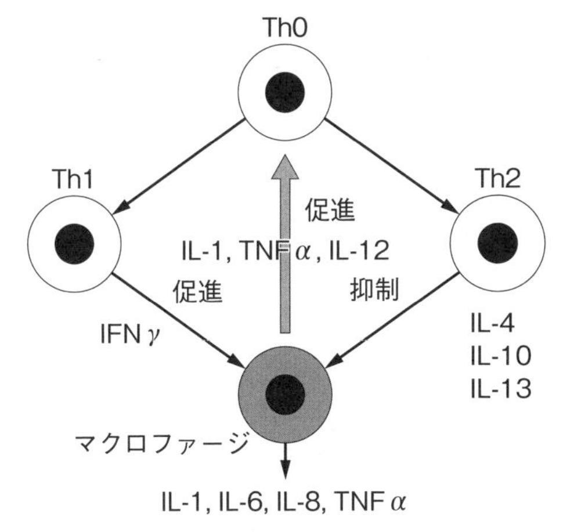

図 2-6　ヘルパー T 細胞とサイトカイン

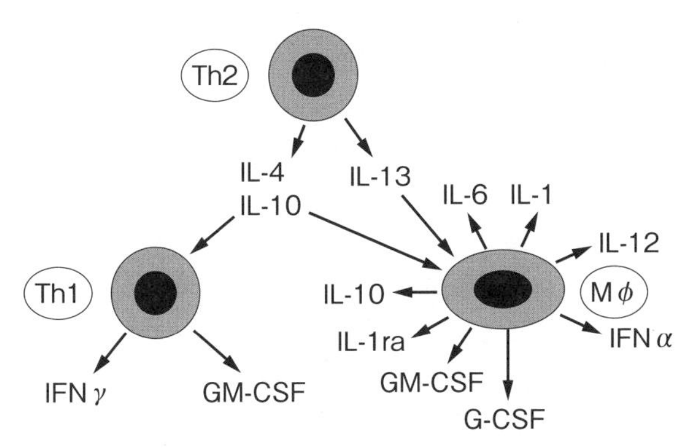

図 2-7　Th2 による炎症の抑制

5. 免疫異常とがん免疫

本章では原則，疾患は取り上げないが，正常の機序を理解するために疾患を理解するとより分かりやすくなるので，いくつかの免疫異常につ

表 2-4　免疫異常と疾患

免疫不全症
・原発性免疫不全：無γグロブリン血症・SCID・CVID 等
・後天性免疫不全：AIDS
自己免疫疾患
・膠原病：全身性エリテマトーデス・関節リウマチ
・自己免疫機序による：溶血性貧血等
アレルギー
・喘息・皮膚炎・花粉症等

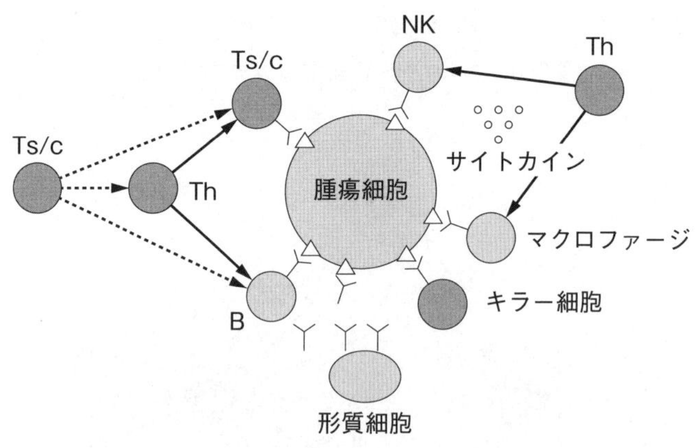

図 2-8　がんと免疫

いて簡単に触れる。表 2-4 に免疫異常による疾患の概略を示す。免疫機序が働かないと免疫不全状態となり，外敵に対する抵抗力が低下し，種々の感染症に罹患し重症化する。また，自己認識機能の異常で，自分の組織に対して免疫機序が起きると，自己免疫疾患を発症する。また，花粉やダニ抗原等に過敏に免疫反応が起きると，花粉症や喘息等のアレルギー疾患を発症する。このように，免疫反応は適切な抗原に対して適切な程度に反応する必要がある。

最後にがん免疫について簡単に述べる。図2-8に概略を示す。がん細胞は自分自身の細胞であるが，細菌やウイルス感染細胞に対する免疫反応のように,抗体以外にも抗体依存性細胞傷害やナチュラルキラー細胞,細胞傷害性T細胞による細胞傷害等，免疫系のすべてのエフェクト機序ががん細胞に対して働くことが明らかになっている。がん細胞は自分の細胞である（自己）であるが，免疫系はがん細胞のちょっとした違いをとらえ（がん特異抗原等）自分でない細胞（非自己）と判断している。このように微妙な反応が免疫反応の真骨頂と言える。

参考書について,生体防御や免疫に関しては,多少むずかしくてもしっかりとした本を読んでほしい。

練習問題

問題1　生体の防御機構のうち，生まれながらに備わっているものはどれか。

(1)　自然抵抗性
(2)　獲得抵抗性
(3)　抗原特異性
(4)　自己認識性

問題2　抗原と特異的に結合するタンパクはどれか。

(1)　アルブミン
(2)　抗体
(3)　補体
(4)　酵素

問題３　リンパ球のうちＴ細胞の働きで正しいものはどれか。

(1)　抗原提示

(2)　液性免疫

(3)　細胞性免疫

(4)　抗原貪食

解答

問題１　(1)　　**問題２**　(2)　　**問題３**　(3)

3　細菌感染と免疫応答

北村　聖

《**目標＆ポイント**》

感染とは，細菌やウイルス等の微生物が人等の宿主（しゅくしゅ）に侵入，定着して増殖することで，感染によって引き起こされる疾患を感染症と言う。宿主に侵入しただけで増殖しない場合は，感染が成立したとは言わない。

宿主は微生物が体内に侵入した時に，これを認識して排除しようとする。これが宿主の生体防御機構であり，すなわち免疫系の働きである。一方，微生物は宿主の免疫機序から逃れるようにして宿主の中での生存を図る。

本章では，微生物でも細菌感染に焦点を絞って，宿主の免疫機序とそれから逃れようとする細菌の回避方法を見ていく。免疫機序は自然免疫と獲得免疫に大別される。各々について詳しく見ていくことにする。

《**キーワード**》　自然免疫と獲得免疫，パターン認識受容体，補体，細菌感染，結核菌

1. 自然免疫と獲得免疫

免疫学に課せられた第一の疑問は，生体はどのように自己と非自己を区別して免疫反応を励起するかという疑問である（2 章参照）。臓器移植の時に拒絶反応が起きる。これも免疫機序によるもので，生体が細菌等を排除する機構と同じようなことが起きている。しかし，自分の臓器に対しては拒絶反応は起きない。すなわち，免疫機序の第一歩として，生体は自己（自分の体）と非自己（細菌やウイルス，他人の臓器等）を区別して認識する機構を持っていて（2 章・図 2-1），細菌や他人の臓器等

の非自己に対してだけ攻撃，排除するメカニズムが働く。この疑問（自己認識）に対して，獲得免疫においては，抗体やT細胞受容体といった抗原受容体の働きで自己と非自己，抗原特異性を発揮していることが明らかになった。

一方，自然免疫においても近年，非自己認識の分子機序が明らかにされてきた。さらに，獲得免疫が微生物に反応するまでの間，自然免疫が働くという，いわばつなぎの作用と同時に，獲得免疫の制御機能（コントロール機能）をも持っていることが明らかになった。すなわち，微生物が侵入すると最初に自然免疫が働き，獲得免疫の活性化とその方向性を制御する。その制御のもとに遅れて獲得免疫が活性化され，強力で特異性の高い生体防御機構（獲得免疫，特異的免疫等と言われる）が働き，さらに記憶T細胞，記憶B細胞等を介してこの獲得免疫は記憶される。残念ながら，自然免疫は記憶されない。

2. 自然免疫のメカニズム

自己と非自己の認識には自然免疫は関与していないと思われていた。その理由は，自然免疫は生まれながらの遺伝子〔生殖系列（germline）DNA〕でコードされる少数のレセプターを用いるため多様性に乏しく，認識できる抗原は限られているためである。一方，獲得免疫は抗原受容体遺伝子の再構成を起こすため極めて多くの多様性を持つことが可能である（2章参照）。自然免疫の受容体は数こそ限られているが，極めて多くの微生物を認識できる。それは，微生物に特有（人体にはない）で，また微生物の種類によらず共有されている分子を認識しているからである。このような分子（抗原）を，病原体関連分子パターン（pathogen-associated molecular patterns：PAMPs）と呼ぶ。そしてPAMPsを認識する宿主細胞の受容体を，パターン認識受容体（pattern recognition receptor：PRR）と呼び，以下に述べる TLR が代表例である。

かつてより，微生物が非常に強い免疫反応を引き起こすことが知られていた。これを応用して，免疫励起性の弱い抗原と微生物成分を混ぜることにより弱い抗原の免疫励起性を高められることが知られ，この微生物成分はアジュバントと呼ばれている。アジュバントによる自然免疫のメカニズム，すなわちアジュバントの受容体の研究は 1997 年に Toll 様レセプター（Toll-like receptor：TLR）分子の発見から一気に解明された。Toll 分子はハエの生体防御分子で，この Toll と遺伝子的に相同の遺伝子が高等動物にも遺伝子群（ファミリー）として存在していることが明らかになり，TLR と名付けられた。ヒトでは 10 種類の TLR が同定されている（図 3-1，表 3-1，表 3-2）。TLR は主に樹状細胞（リンパ組織

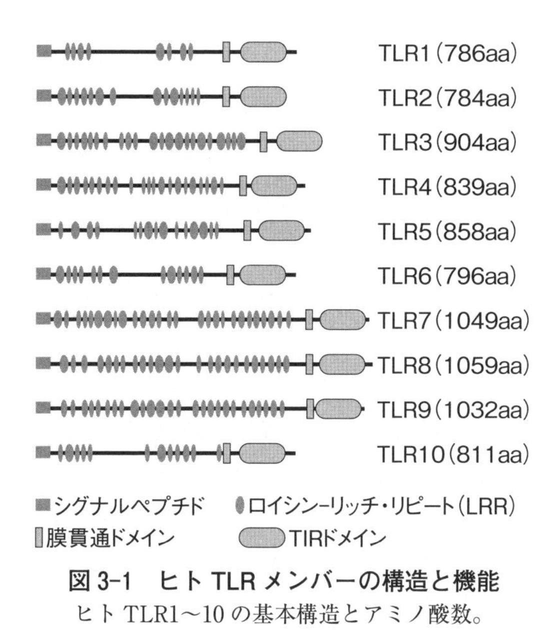

図 3-1　ヒト TLR メンバーの構造と機能

ヒト TLR1～10 の基本構造とアミノ酸数。

表 3-1　TLR ファミリーと PAMPs

TLR	リガンド	リガンドの由来
TLR1	リポタイコ酸（LTA），トリアシルポリペプチド	細菌，マイコバクテリウム
TLR2	リポタンパク，リポポリペプチド，ペプチドグリカン，リポ多糖（LPS），HSP60	種々の病原体，Gram 陽性細菌，マイコプラズマ，真菌
TLR3	二本鎖 RNA	ウイルス
TLR4	LPS，フィブロネクチン，HSP60	Gram 陰性細菌
TLR5	フラジェリン	細菌
TLR6	ペプチドグリカン，リポタイコ酸	マイコプラズマ，真菌
TLR7	一本鎖 RNA	ウイルス
TLR8	一本鎖 RNA	ウイルス
TLR9	細菌 DNA（非メチル化 CpG モチーフ）	細菌，ウイルス

表 3-2　モノクローナル抗体によるヒト TLR の分布解析

DC サブセット	各 TLR に対するモノクローナル抗体						
	TLR1	TLR2	TLR6	TLR4	TLR3	TLR7	TLR9
単球由来 DC	+	＋＋	+	+	＋＋	−	−
形質細胞様 DC	−	−	−	−	−	＋＋	＋＋
好中球	+	＋＋＋	+	+	−	−	−

核酸認識性 TLR（TLR3，7，8，9）は細胞内に分布する。微生物認識性 TLR（TLR1，2，4，5，6）は原則的に細胞外に分布する。

や皮膚に存在する強い抗原提示能を持った細胞：DC）に発現し，顆粒球や線維芽細胞にも発現している。TLR は微生物成分（外因性アジュバント）と結合して樹状細胞応答を誘起し，DC の成熟を促す。すなわち，未熟 DC が成熟 DC になる。成熟した DC は抗原提示細胞としての機能が強力になり，ヘルパー T 細胞や抑制 T 細胞，B 細胞を直接，あるいはサ

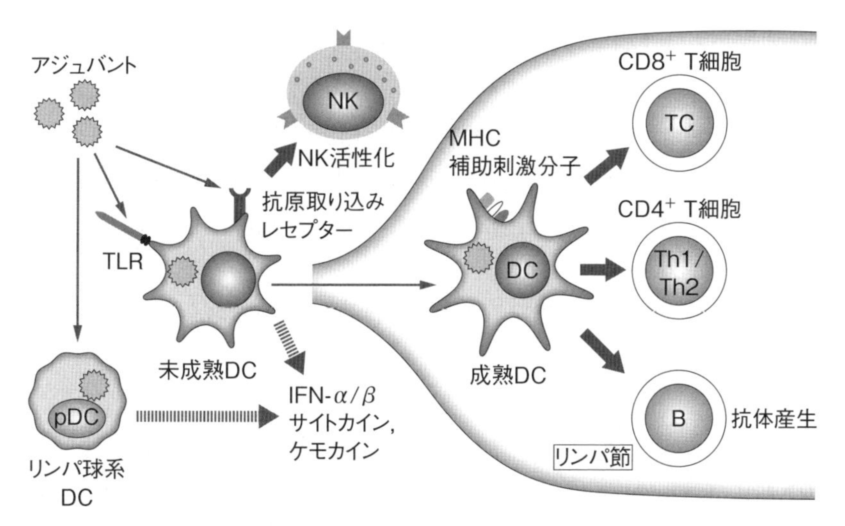

図 3-2　DC のアジュバント応答

アジュバントは未成熟 DC（immature DC）を活性化して成熟 DC（mature DC）を誘導する。この過程で起きる種々の応答を付記した。

イトカインを介して活性化する（図 3-2）。

さらに，細胞内にも CARD ファミリーと呼ばれる PRR があることが明らかになり，その後のシグナル伝達は TLR と類似しており，細胞表面，細胞内両方から細胞の活性化シグナルが入ることになる。

TLR を介する DC（細胞成分が TLR に結合することにより DC が活性化され，その後に起きる反応）をまとめてみる。①炎症性サイトカインの誘導，②ケモカイン（炎症に働く小さな分子）の誘導，③CD80 等，補助刺激分子の発現増加，④インターフェロンの誘導，⑤各種 T 細胞の制御と活性化，⑥NK 細胞の活性化，⑦アポトーシス（細胞死）誘導，等があり，いずれも自然免疫と獲得免疫をつなぐ役割を担っている。これらの免疫応答をすべて覚える必要はないが，次々と起きる反応のコントロールタワーとしての機能を理解してほしい。この点を，TLR4 を例にして見てみる。グラム陰性細菌が体内に侵入すると，その細胞膜成分の lipopolysaccharide（LPS）が DC 膜上の TLR4 の細胞外領域のロイシンリッチリピート（LRR）に結合する。すると，TLR4 の細胞内 TIR ドメインから細胞内シグナル伝達が始まり，NF-κB が活性化され，それにより自然免疫では IL-1，IL-6，IL-8 等のサイトカインが産生される。獲得免疫の場合では，補助刺激分子である CD80 と CD86 の発現を亢進（こうしん）する。

3. 補体

補体系は，抗体が抗原を認識したのち抗体の働きを補うという意味で，補体と名付けられた。補体は約 20 種あるこれら血清タンパク質の総称である。近年，自然免疫における補体系の働きが明らかになりつつあり，名前と機能が一致しない面もある。補体は活性化経路が 3 つ知られている（図 3-3）。抗原抗体反応により特異的に活性化される古典経路，細菌等の糖鎖を認識するレクチンにより活性化されるレクチン経路（MBL 経路とも言う），認識分子がなく活性化物質で活性化される第二経路（副経路とも言う）がある。いずれの経路で活性化されても，活性化された

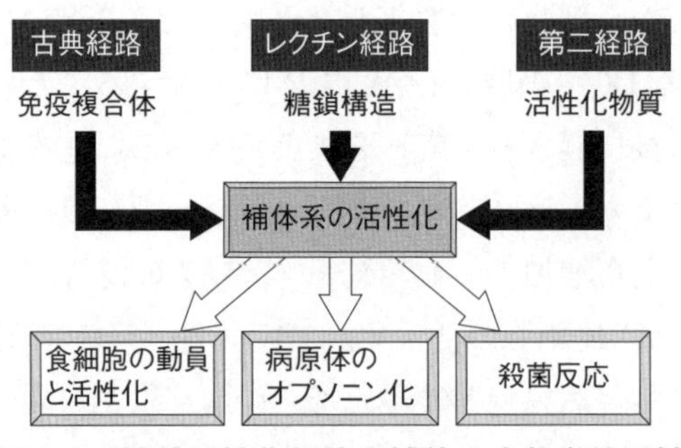

図 3-3　補体活性化経路と補体の生物学的活性

補体第3成分（C3b）が，侵入した細菌上に結合する（図3-4）。これに伴い炎症のメディエーターが放出され，炎症が引き起こされる。さらに食細胞の活性化と動員が起こり，補体の結合した微生物を貪食する。補体が微生物に結合することにより，食細胞（好中球やマクロファージ）に貪食されやすくすることをオプソニン反応という。さらに，C5aはあ

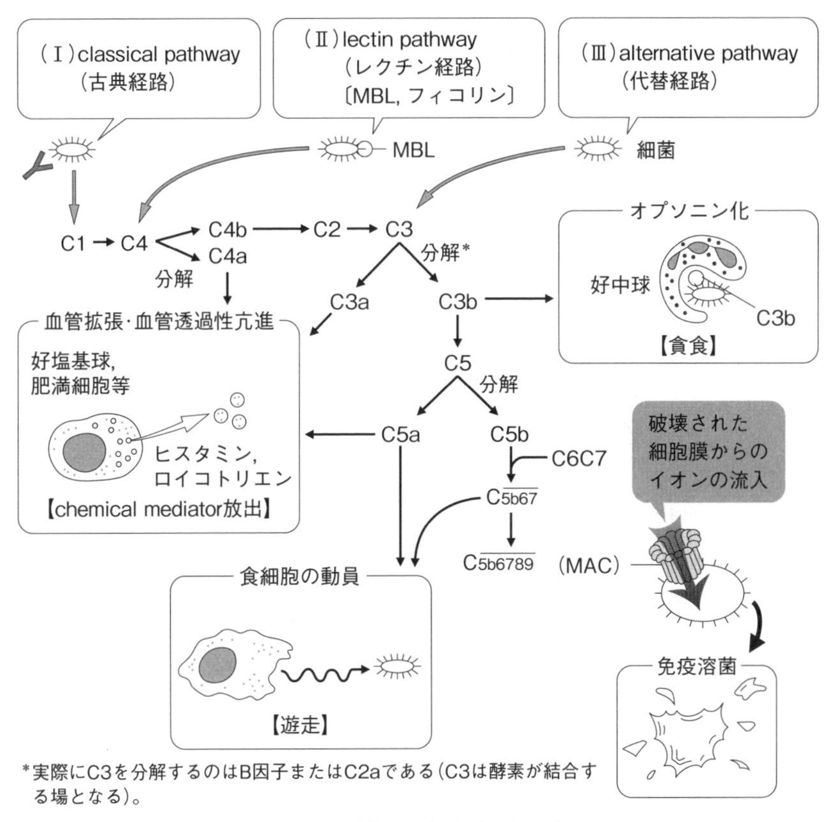

図3-4　補体の活性化経路と作用

（文献1）より引用）

る種の細菌を殺すことができる。これを補体の殺菌作用という。

4. 細菌感染の免疫回避の特徴

細菌は，宿主の免疫機序から逃れるために種々の活動をする（免疫回避機構）。毒素をはじめさまざまな物質を作り，宿主の組織や細胞を破壊したり，免疫能を抑制したりする。

毒素は，細菌体外に分泌される外毒素と細菌膜成分である内毒素がある。よく知られている毒素として，ジフテリア毒素（タンパク合成阻害）や破傷風菌毒素（中枢神経麻痺），コレラ菌毒素（Na 吸収阻害による重篤な下痢）がある。また，黄色ブドウ球菌の産生するエンテロトキシンやレンサ球菌の毒素は，スーパー抗原としての働きで毒性を発揮する。すなわち，スーパー抗原は抗原提示細胞の組織適合抗原クラスⅡ分子と，

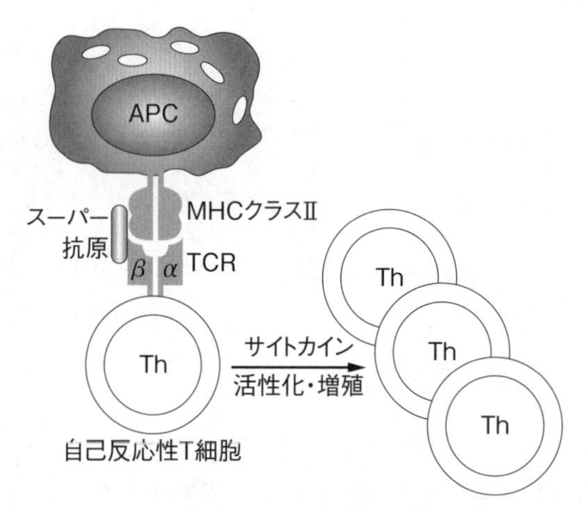

図 3–5　スーパー抗原による自己反応性 T 細胞の活性化
スーパー抗原は，T 細胞上の特定の TCR V_β鎖ファミリーと MHC クラスⅡ分子とを抗原非特異的に架橋することで，T 細胞を活性化する。

T細胞の抗原受容体との両方に抗原の関与なしに結合する性質がある（図3-5）。そのため，スーパー抗原は抗原提示細胞とT細胞とを，抗原とは関係なく結合させることによりT細胞を活性化して，不適切に大量のサイトカインを分泌させたりし，免疫能を破壊する。

細菌は毒素以外にも，例えばIgAを分解するIgA1プロテアーゼを産生したり，補体成分C3を分解するC3プロテアーゼを産生したり，多くの機序で宿主の免疫機序を破壊・抑制しようとする。

5. 細菌感染と自然免疫

人体は皮膚や粘膜で覆われており，外界から隔てられ，細菌等の外敵の侵入を防いでいる。皮膚は角化層に覆われ，物理的障壁となって細菌の感染を防御している。したがって，皮膚への感染は一般に外傷等の防御機構の破綻なしには起きない。

一方，粘膜は水分に富み，細菌の生育には好環境であり，実際，消化管等に常在細菌叢を形成している。常在細菌叢は外来性の細菌の定着を防いだり，あるいは定着しても増殖を抑制する。粘膜の生体防御作用は，部位により多少異なる。気道では粘液が分泌され，これが細菌をとらえ，気道粘膜細胞の線毛運動と咳・痰で体外に排出される。誤嚥（ごえん）や喫煙等でこの機序が障害されると細菌感染が成立し，肺炎等を起こす。消化管粘膜は，胃では酸性度の強い胃酸による保護，胆汁による殺菌等が生体防御として働く。また，粘液中のリゾチームやラクトフェリン等の抗菌活性物質やIgA抗体等が抗菌作用を持っている。また，尿路では尿の流れによる機械的排除も見られる。

また，細菌に対する自然免疫として，貪食細胞による細菌の貪食も重要である。パターン認識分子による細菌の認識等を介して，皮膚や粘膜，血管周囲に多数存在するマスト細胞（血液の好塩基球が組織に定着したものとされる）は細菌を貪食し，細胞内に蓄えられていたサイトカイン（TNF や IL-1 等）が放出され，炎症反応が励起される。すなわち，TNF は化学遊走因子 IL-8 産生を起こし，好中球を炎症部位に引き寄せる。

6. 細菌感染と獲得免疫

獲得免疫（特異免疫）で細菌の防御に重要なものは，中和抗体である。特に，毒素を産生する細菌に対する防御機構として有効に働く。中和抗体により細菌から産生された毒素は標的細胞の表面受容体との結合ができず，毒素としての機能を失う。破傷風，ジフテリアに対するワクチンは毒素に対する抗体産生を誘導するワクチンであり，抗体は毒素には反応するが，菌体そのものには反応しない。それにもかかわらず，感染防御に有効に働くことが，毒素に対する中和抗体の有効性・重要性を明らかにしている。

グラム陰性細菌に対しては，補体結合性抗体の有効性が高い。補体の活性化により溶菌される。一方，グラム陽性細菌は細胞壁が厚いため補体の溶菌作用に抵抗性がある。ただ，グラム陽性細菌でも抗体が結合することにより貪食細胞が貪食しやすくなり（オプソニン効果と言う），貪食細胞が補体レセプターを用いて細菌を貪食する。

そもそも，細菌の菌体成分に対して特異性が高く結合能も高い抗体は作られにくい。細菌の菌体表面は多糖体で覆われており，多糖体はタンパク質抗原に比べ免疫原性（免疫を引き起こす力）が弱いため，強い免疫反応が起きず，抗体産生も起きにくい。言いかえれば，細菌は宿主の免疫能を逃れるために多糖体で自ら菌体を包んでいると考えられる。また，多糖体抗原の特徴として，T 細胞非依存性であり，結合力の強い抗体ができにくく，記憶 B 細胞も作られない。そのため，細菌感染はウイルス感染と違い，一般に 2 度 3 度と罹患する。

7. 結核菌と免疫反応（図 3-6）

結核菌は，らい菌等と同様，宿主の細胞の中に寄生する細菌，細胞内寄生細菌である。宿主の貪食細胞，多くはマクロファージの食胞や細胞質の中に寄生する。そこには宿主の産生する抗体は到達できないため，抗菌には液性免疫（抗体による免疫のこと）は無効である。一方，T 細胞を主体とする細胞性免疫は結核菌に有効である。T 細胞は，結核菌を宿す細胞を，結核菌由来抗原とそれを提示する組織適合抗原（MHC）の複合体を認識することにより見つけ出す。T 細胞が細胞内の結核菌を殺菌したり，結核菌を宿す細胞を殺すメカニズムはいくつかあり，T 細胞の産生する IFN-γ によりマクロファージが活性化され，それらが NO や活性酸素を作り殺菌され，また細胞障害性 T 細胞により宿主細胞が

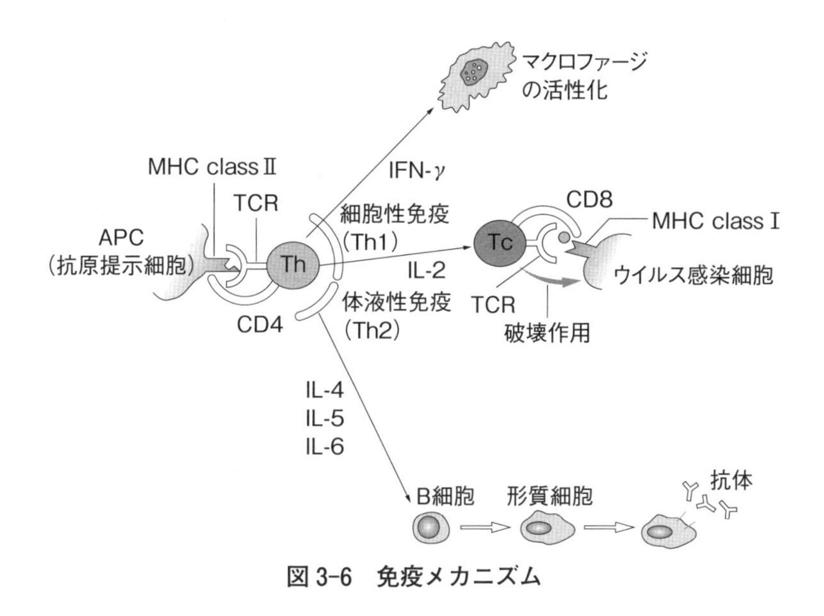

図 3-6　免疫メカニズム

殺される。

結核菌をはじめとする細胞内寄生病原菌に対する特有な反応として，肉芽腫形成がある。肉芽腫は，好中球やマクロファージが病原菌を完全に排除できないためにできる。肉芽腫は種々の細胞から形成され，病原菌を隔離することにより病原菌を抑制している。

8. ヘリコバクター・ピロリ感染と免疫反応

特殊な細菌感染として，*Helicobacter pylori*（ヘリコバクター・ピロリ）感染症がある。ヘリコバクター・ピロリはグラム陰性菌で，長い間，胃粘膜に持続感染し，慢性活動性胃炎をはじめ胃潰瘍・十二指腸潰瘍の原因となる。また，胃がんや胃リンパ腫の危険因子にもなる。また自己抗体を励起して，特発性血小板減少性紫斑病の原因ともなる。

ヘリコバクター・ピロリに対して宿主は強い免疫反応を起こすが，ヘリコバクター・ピロリを排除できない。ヘリコバクター・ピロリに対する免疫反応は主に Th1 型であり，細菌感染に有効な Th2 型でないことが理由である。ヘリコバクター・ピロリ感染では IL-12 が産生されることにより，Th1 型細胞分化を起こす。

引用文献

1）医療情報科学研究所，岡庭　豊，荒瀬康司，三角和雄編：F アレルギー性疾患・免疫・膠原病．『year note 2018 内科・外科編』，p. F-6（メディックメディア，2017）

練習問題

問題 1　微生物の種類によらず共有されている抗原を認識する宿主細胞

の受容体はどれか。

(1) T細胞受容体

(2) 細胞表面免疫グロブリン

(3) 腫瘍組織適合抗原

(4) パターン認識受容体

問題2　補体の活性化経路でないのはどれか。

(1) 古典経路

(2) レクチン経路

(3) 副経路

(4) 内因系経路

問題3　スーパー抗原で正しいのはどれか。

(1) 免疫グロブリンの大量産生を誘導

(2) 細菌とウイルスで共通して発現する抗原

(3) 抗原の関与なしにリンパ球と抗原提示細胞を結合

(4) 胎児期にだけ発現する自己抗原

解答

問題1　(4)　　**問題2**　(4)　　**問題3**　(3)

4 ウイルス感染と免疫応答

北村　義浩

《目標＆ポイント》
ウイルス感染症とウイルス免疫について基本事項を理解する。
《キーワード》 自然免疫，獲得免疫，抗原提示，インターフェロン，樹状細胞，形質細胞様樹状細胞，ナチュラルキラー細胞，マクロファージ，抗体，細胞傷害性T細胞，細胞性免疫，液性免疫

---

1. 概要

ウイルスは，ゲノム核酸とタンパク質等から成る20〜300 nm程の大きさの粒子である。宿主細胞内でゲノム核酸を複製し，必要なタンパク質を合成して粒子を再生産する。これをウイルスの複製または増殖と言う。ウイルスはゲノム核酸の性質および類似度，ならびに複製方法に従って分類されている。侵入ウイルスは血流を通して体中を巡ることもできるし，細胞内で増殖することもできるし，細胞内に潜んで寄生状態で存在することもできる。さまざまな状態の侵入ウイルスを排除する生体防御機能が備わっている。

2. ウイルスの構造と分類

感染性のあるウイルス粒子をビリオンと言う（図4-1）。ビリオンの形はウイルスの科ごとに多彩である。ヌクレオタンパク質がウイルスのゲノム核酸（ウイルス核酸）に結合し核酸をコンパクトに折りたたむ。こ

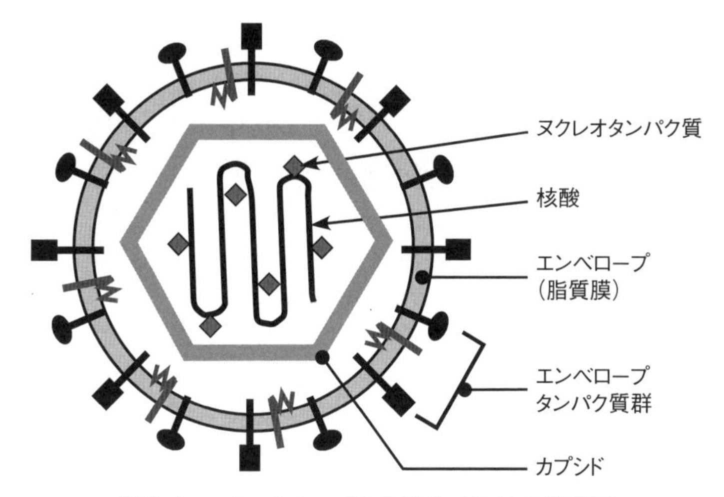

図 4-1　エンベロープのあるウイルスの模式図

エンベロープのないウイルスの場合，この模式図と異なり，エンベロープとエンベロープタンパク質群が存在しない。

のウイルス核酸とヌクレオタンパク質の複合体をコアと呼ぶ。コアを取り囲む殻状のタンパク質構造物をカプシドと呼ぶ。コアとカプシドの複合体をヌクレオカプシドと呼ぶ。ウイルスによっては，このヌクレオカプシドがビリオンである場合もあるし，エンベロープ（外被）と呼ばれる脂質二重膜がヌクレオカプシドをさらに包んでビリオンとなる場合（図 4-1）もある。これはアルコールやエーテルで容易に破壊されるので，エンベロープウイルスはアルコール消毒で病原性が大きく減弱する。非エンベロープウイルスはアルコール消毒で病原性が減らないことがある。エンベロープウイルスではエンベロープを内部から裏打ちするタンパク質やエンベロープに突き刺さるように存在するエンベロープタンパク質がある。その他，ビリオン内にウイルス複製に必要な酵素が存在することもある。

表 4-1　ウイルスとその他の微生物の性質の比較

	ウイルス	細菌	真菌	マイコプラズマ	リケッチア	クラミジア
ゲノム核酸	DNA/RNA[註]	DNA	DNA	DNA	DNA	DNA
増殖	一段増殖	対数増殖	対数増殖	対数増殖	対数増殖	対数増殖
細胞壁	なし	ある	ある	なし	ある	ある
ミトコンドリア	なし	なし	ある	なし	なし	なし
ATP 合成	なし	ある	ある	ある	ある	なし
人工培地での増殖	不可	可	可	可	不可	不可
光学顕微鏡で観察	不可	可	可	可	可	可
節足動物媒介性	一部ある	まれ*	なし	なし	ある	なし

[註] 1 本鎖のこともあれば，2 本鎖のこともあるし，線状のこともあれば環状のこともある。

*ペストはノミが，塹壕熱はシラミが，野兎病はマダニが，媒介する。

ウイルスは一般的な病原細菌とは性質が異なる（表 4-1）。例えば，栄養分のある液体の中で単独で増殖することはできない。また例えば，細菌のゲノム核酸は環状二本鎖 DNA であるけれどウイルス核酸は多様である。ウイルス粒子にはゲノム核酸として DNA か RNA のどちらか一方が存在する。さらに，その核酸が一本鎖か二本鎖かで細分される。ウイルス核酸が一本鎖 RNA の場合，mRNA として機能する場合（プラス鎖 RNA）と機能しない場合（マイナス鎖 RNA）に二分される。ウイルス核酸はヒトや細菌と比べてはるかにサイズが小さく，したがってコードしている遺伝子数も少ない。ヒトの遺伝子が 2 万超あるのに対して，ウイルスではせいぜい 100 個程度である。ウイルス遺伝子には自分の核

表 4-2　ウイルスのボルティモア分類

分類群[註]	ウイルス核酸の状態	複製様式
第1群	2本鎖 DNA	DNA 複製
第2群	1本鎖 DNA	DNA 複製
第3群	2本鎖 RNA	RNA 複製
第4群	1本鎖 RNA（+）鎖	RNA 複製
第5群	1本鎖 RNA（−）鎖	RNA 複製
第6群	1本鎖 RNA（+）鎖	逆転写反応あり
第7群	2本鎖 DNA	逆転写反応あり

[註]第1，2，7群を DNA ウイルスと総称する。第3，4，5，6群を RNA ウイルスと総称する。

酸を複製するための酵素のほか，宿主細胞に吸着・侵入したり，あるいは宿主の持つ免疫機構から逃れたりするのに必要なタンパク質等がコードされている。ウイルスゲノム核酸の種類とその複製の様式からウイルスは7つのグループに分類される。これをボルティモア分類という（表4-2）。ボルティモアのウイルス分類では，ウイルス核酸の性状でまずグループ分類され，その中で塩基配列の相同性等で細分類される。この分類に従って主なウイルスとその起こす疾患を表 4-3 に示す。細かいことを覚える必要はないが，将来の学習に有用である。ヒトに病気を起こすウイルスは RNA ウイルス（ボルティモア分類の 3～6 群）が多いことは記銘しておこう。

表 4-3　代表的ウイルス

<table>
<tr><th>科</th><th>種・代表例</th><th>病気</th><th>経路[註1]</th><th>群[註2]</th></tr>
<tr><td rowspan="5">ヘルペス
ウイルス</td><td>単純ヘルペスウイルス 1 型/2 型
HSV1/2　HHV-1/2</td><td>口唇ヘルペス
性器ヘルペス</td><td>3</td><td rowspan="8">1</td></tr>
<tr><td>水痘・帯状疱疹ウイルス
VZV　HHV-3</td><td>水痘
帯状疱疹</td><td>2</td></tr>
<tr><td>EB ウイルス
EBV　HHV-4</td><td>伝染性単核症
バーキットリンパ腫</td><td>13</td></tr>
<tr><td>ヒトヘルペスウイルス 6 型/7 型</td><td>突発性発疹</td><td>1（2）</td></tr>
<tr><td>サイトメガロウイルス
CMV　HHV-5</td><td>伝染性単核症に似た病気
先天性 CMV 感染症</td><td>13</td></tr>
<tr><td>★アデノ
ウイルス</td><td>ヒトアデノウイルス
3，7，8 型等</td><td>呼吸器感染症，咽頭結膜熱，流行性角結膜炎</td><td>123</td></tr>
<tr><td>★パピローマ
ウイルス</td><td>ヒトパピローマウイルス
HPV</td><td>尖圭コンジローマ，子宮頸がん</td><td>3</td></tr>
<tr><td>ポックス
ウイルス</td><td>サル痘ウイルス</td><td>エムポックス</td><td>23</td></tr>
<tr><td>★パルボ
ウイルス</td><td>パルボウイルス B19</td><td>伝染性紅斑　関節炎</td><td>2</td><td>2</td></tr>
<tr><td>★セドレオ
ウイルス</td><td>ロタウイルス</td><td>小児下痢症</td><td>1</td><td>3</td></tr>
<tr><td>コロナ
ウイルス</td><td>SARS 関連コロナウイルス</td><td>COVID-19</td><td>2</td><td rowspan="7">4</td></tr>
<tr><td rowspan="3">★ピコルナ
ウイルス</td><td>ポリオウイルス</td><td>ポリオ</td><td>1</td></tr>
<tr><td>コクサッキーウイルス A16
エンテロウイルス A71</td><td>手足口病</td><td>1</td></tr>
<tr><td>A 型肝炎ウイルス</td><td>A 型肝炎</td><td>1</td></tr>
<tr><td>マトナ
ウイルス</td><td>風疹ウイルス</td><td>風疹</td><td>2</td></tr>
<tr><td rowspan="2">フラビ
ウイルス</td><td>日本脳炎ウイルス</td><td>日本脳炎</td><td>4</td></tr>
<tr><td>C 型肝炎ウイルス　HCV</td><td>C 型肝炎</td><td>3</td></tr>
</table>

表 4-3　つづき

科	種・代表例	病気	経路[註1]	群[註2]
★カリシウイルス	ノーウォークウイルス[註3]	感染性胃腸炎	1	4
パラミクソウイルス	ムンプスウイルス	ムンプス	2	5
	麻疹ウイルス	麻疹	2	
ニューモウイルス	RS ウイルス	乳幼児肺炎	2	
オルソミクソウイルス	A 型インフルエンザウイルス	インフルエンザ	2	
レトロウイルス	ヒト免疫不全ウイルス HIV	エイズ	3	6
	HTLV-I	成人 T 細胞白血病	13	
ヘパドナウイルス	B 型肝炎ウイルス HBV	B 型肝炎	3	7

「種」が生物分類の基本単位である。似た「種」が集まって「属」を，似た「属」が集まって「科」を形成する。属を覚える必要性は低いので本表に記載しない。

[註1] 1．経口，2．気道，3．性行為（接触）および血液，4．動物媒介

[註2] ボルティモア分類（表 4-2）の群番号

[註3] カリシウイルス科ノロウイルス属ノーウォークウイルスを通例「ノロウイルス」と呼ぶ(誤用)。

★　無エンベロープウイルス。

3. ウイルスの複製

一般にウイルスの増殖は，①細胞へのウイルスの吸着→②細胞内に侵入→③細胞内でウイルス粒子からウイルス核酸が放出（脱殻）→④ウイルス核酸の複製→⑤ウイルス構成タンパク質等核酸以外の必要な分子の合成→⑥核酸とタンパク質が集合→⑦成熟・放出の過程を経る。①では，ウイルスは細胞外側表面にそのウイルスに対応する「ウイルス受容体」を有する細胞にだけ感染できる。例えば，SARS-CoV-2 はアンギオテンシン変換酵素 2 を細胞表面に持つ細胞にだけ感染する。それゆえ，特定

の動物にしか感染しないし，特定の臓器・組織にだけしか感染しない。これをウイルス感染は「特異性（トロピズム）が高い」と表現する。②〜⑦の過程で，ウイルスは，おおむね宿主細胞のタンパク質合成機構やエネルギーを利用して複製を行う。さらに，その他にウイルス自身の核酸を複製するための核酸合成酵素や合成されたウイルスタンパク質を適切に切断するプロテアーゼが必要で，これらはウイルスの遺伝子にはコードされている。このウイルス独特の酵素群はヒトの酵素とは違う性質を持つので，これらウイルス酵素群は抗ウイルス薬の開発ターゲットとして最適である。例えば，HIV の逆転写酵素はヒトには存在しない酵素で，抗 HIV 薬として逆転写酵素阻害薬が多く開発されている。RNA ウイルスはゲノム RNA を複製する。しかし，この複製は DNA ウイルスの DNA 複製に比べて正確性で劣る。それゆえ，RNA ウイルスは DNA ウイルスに比べてゲノムに変異を起こしやすい。これによってウイルスのゲノムに破綻が生じて複製できなくなるおそれもあるが，その一方で，ウイルス変異に宿主の免疫反応が追いつけずウイルスが免疫逃避するウイルスにとって好ましい事態も生ずる。この複製破綻と免疫逃避の相反する方向の絶妙のバランスの中でウイルスは常に変異し続けている。そして，感染細胞は最後には死滅する（細胞変性効果）。ただ，後述する持続感染，潜伏感染をするウイルスの場合は細胞変性効果を示さないこともあるし，腫瘍化することもある。

4. ウイルスの病原性・症候

ヒト個体がウイルス感染によって病気を起こすまでを詳細に見ると 3 つのステップがある。

①ウイルスが個体に侵入し→②個体内で標的組織・臓器に移動する→③標的組織で増殖して組織を障害する（＝発病）。

感染はウイルスの侵入で始まる。この出合いを感染経路という（表4-3）。大まかに4種類に分類される。すなわち，①経口感染（水・食物感染，母乳感染），②気道感染（飛沫感染，空気感染），③性行為感染・血液感染（母子感染を含む），④動物（蚊やダニ）媒介感染・感染動物の咬傷からの感染である。ウイルスと感染経路の組み合わせが正しい場合だけ病気が起こる。例えば，C型肝炎ウイルスは「性行為感染・血液感染」でのみ感染が成立し，ウイルスが食物にもし混入していたとしても感染は成立しない。また，A型肝炎はウイルスに汚染された食物を介して感染が成立するので，食物を加熱することで感染を防ぐことができる。日本脳炎や黄熱は蚊が媒介するので，ヒトからヒトに直接にウイルスが伝播することはない。

ウイルス病では，一般的な炎症症状（発熱等）とウイルスによって冒された臓器障害の症状が併せて生ずる。分類上まったく異なる種類のウイルスが同じような症候を起こしたり，分類上同じ仲間のウイルスがまったく異なる感染経路・症状を示したりする（表4-4）。それゆえ，分類にはあまりこだわらなくてよいだろう。

5. 持続感染と潜伏感染

身体にウイルスが存在して増殖しているにもかかわらず免疫システムがウイルスを排除できない状態を持続感染，あるいは，慢性感染という。典型的な例は，B型肝炎，C型肝炎，HIV感染症である。免疫システムがウイルスを完全に排除できない原因には，ウイルス側の要因と宿主側の要因とがある。ウイルスが持続的に変異を起こしていると，免疫システムから常に逃避できるので，感染が持続しやすい。また，免疫細胞の機能不全が起こるとウイルスを排除できないので感染は持続する。どちらのメカニズムも詳細はまだ解明できていない。

表 4-4　主な症候/特徴とその原因ウイルス

症候/特徴	原因ウイルス
肝炎	A/B/C/E 型肝炎ウイルス，EB ウイルス，サイトメガロウイルス
脳炎, 髄膜炎, 脳症	単純ヘルペスウイルス，ムンプスウイルス，水痘・帯状疱疹ウイルス，インフルエンザウイルス，ロタウイルス，エンテロウイルス 71，日本脳炎等の脳炎ウイルス，ウエストナイルウイルス，狂犬病ウイルス，SARS-CoV-2
心筋炎	パルボウイルス B19，ヒトヘルペスウイルス 6，SARS-CoV-2，コクサッキーウイルス，エンテロウイルス，サイトメガロウイルス，アデノウイルス
エイズ	ヒト免疫不全ウイルス（HIV）
肝脾腫	EB ウイルス，黄熱ウイルス，HTLV-I，HIV，サイトメガロウイルス
悪性新生物	B/C 型肝炎ウイルス（肝がん），パピローマウイルス 16，18，31，33，45 型（子宮頸がん，陰茎がん），HTLV-I（成人 T 細胞性白血病），EB ウイルス（鼻咽頭がん，悪性リンパ腫）
出血熱	デングウイルス，黄熱ウイルス，一類感染症ウイルス性出血熱の原因ウイルス（ラッサウイルス，マールブルグウイルス，エボラウイルス，クリミア・コンゴ出血熱ウイルス）
蚊が媒介するウイルス	デングウイルス，ウエストナイルウイルス，黄熱ウイルス，日本脳炎ウイルス，チクングニヤウイルス　ジカウイルス
ダニが媒介するウイルス	クリミア・コンゴ出血熱ウイルス，重症熱性血小板減少症候群ウイルス（ダビエバンダウイルス）
皮疹	風疹ウイルス，麻疹ウイルス，水痘・帯状疱疹ウイルス，サル痘ウイルス，ヘルペスウイルス，コクサッキーウイルス，エンテロウイルス，ヒトパルボウイルス B19，デングウイルス，チクングニヤウイルス

SARS-CoV-2：新型コロナウイルス

ウイルスが存在しているけれども，複製や遺伝子発現をほとんどしていない状態を潜伏感染という。典型例は，ヘルペスウイルス感染である。ウイルスの遺伝子発現をウイルス自身の持つタンパク質が抑制しているので，ウイルス粒子の産生はない。それゆえ免疫システムはウイルスの存在を感知できないので免疫系はそのような眠った状態の細胞内ウイルスを排除できない。宿主の免疫システムが何らかの原因で弱くなった場合等にウイルスの複製が起こる（ウイルスの賦活化）ことがある。典型例は水痘・帯状疱疹ウイルスの感染である。初感染時には全身に水疱が出現する臨床症状が現れるが獲得免疫によって治癒する。この時，ウイルスは体内から完全に排除されず神経節に潜伏感染をする。個体の細胞性免疫機能が低下した時等にウイルスの賦活化が起こる。その際には限局された部分に水疱が現れる（帯状疱疹）。

持続感染や潜伏感染をするウイルスの中には，長期にわたる感染過程で腫瘍を作るウイルス（表4-4）がある。わが国では，肝細胞がんの60%がC型肝炎ウイルスの，15%がB型肝炎ウイルスの持続感染が原因とされる。ヒトパピローマウイルス（HPV）は皮膚や粘膜に感染するウイルスで，100種類以上の型がある。このうちの約15種類が子宮頸がんの原因となるので「高リスク型HPV」と呼ばれる。中でも，16型HPVと18型HPVの2種類が子宮頸がんの原因のおよそ3分の2を占めるとされる。

6. ウイルス免疫

（1）2つの免疫：自然免疫と獲得免疫

ウイルス免疫には，非特異的な“自然免疫”応答と特異的な“獲得免疫”応答がある。一般的なウイルス感染に対する免疫応答では，ウイルス感染後速やかに自然免疫が起動し，数時間でI型/III型インターフェロンや炎症性サイトカイン放出が開始される。これらの働きによってその局所でのウイルス複製が抑制される。これが自然免疫応答である。これに続いて獲得免疫応答が誘導されウイルスを完全に消失させる。自然免疫は，2つの役割を担っている。侵入局所で増殖するウイルスを水際で制御する役割（非特異的抗ウイルス応答）と獲得免疫系に侵入ウイルスの情報を伝達する役割（“抗原提示”によるリンパ球活性化）である。前者は，主にマクロファージと自然リンパ球の一種であるナチュラルキラー細胞（NK 細胞）と形質細胞様樹状細胞（pDC）が担う。後者は，主に古典樹状細胞（cDC）が担う。

獲得免疫はリンパ球が担当する。獲得免疫は，“液性”免疫と“細胞性”免疫に大別される。前者は主に血液等の細胞外に存在するウイルスを抗体で排除する系で，CD19 陽性リンパ球（B 細胞）が重要である。後者はウイルスに感染してしまった細胞をウイルスごと破壊・排除する系で，CD3 陽性リンパ球（T 細胞）が重要である。自然免疫は病原体を記憶しないが，獲得免疫は戦った病原体を記憶する。獲得免疫は，あらゆる非自己抗原を“特異的”に認識し，それを体外に排除する長期持続システムである。獲得免疫を担う B 細胞と T 細胞の細胞表面には，それぞれ B 細胞受容体（BCR）と T 細胞受容体（TCR）分子がある。BCR 分子も TCR 分子も抗原に結合する領域は抗体分子の可変領域（第 2 章参照）と同じように極めて多様である。つまり，多様な抗原認識能を有する B 細胞と T 細胞が存在し，事実上あらゆる非自己抗原を認識できるのだ。T 細胞は，細胞傷害性 T 細胞（CTL）とヘルパー T 細胞（Th 細胞）に二分される。CTL は，感染細胞を攻撃するのでキラー T 細胞とも言われる。CTL 細胞表面には CD8 分子が存在するので CD8 陽性 T 細胞とも言う。Th 細胞表面には CD4 分子が存在するので CD4 陽性 T 細胞とも言う。Th 細胞は T 細胞全体のおよそ 75％を占める。

(2) 自然免疫：主役はマクロファージと NK 細胞

ヒトはパターン認識受容体（pattern recognition receptors：PRRs）を利用してウイルスの侵入に気づく。体内のほとんどの細胞にはウイルスの侵入を感知する PRRs と総称されるセンサー分子がある。ウイルスの構成成分やウイルス感染細胞内に存在する分子のうち，そもそもヒト細胞には存在しない性状の，ヒトからすれば異端分子を病原体関連分子パターン（pathogen-associated molecular patterns：PAMPs；例，二本鎖 RNA 分子）と言い，PRRs によって感知される。PRRs には細胞膜やエンドソーム膜の上にある toll 様受容体群（TLRs）等と，細胞質内にある核酸センサー（RIG-I 様受容体等）がある。PRRs がウイルス関連 PAMPs 感知するとウイルスの増殖を抑制するためのさまざまな自然免疫応答が一気に惹起され侵入ウイルスの増殖は抑制され排除される（図 4-2）。中でもウイルス感染細胞と，その近傍の pDC が分泌する I 型インターフェロン（IFN-Ⅰ）とⅢ型インターフェロン（IFN-Ⅲ）は重要である。IFN-α と IFN-β は IFN-Ⅰに属し，IFN-λ は IFN-Ⅲに属する。pDC は，ウイルスを貪食したり，ウイルスに感染したりすると，TLR を介してそのウイルス核酸を感知するやいなや，数時間以内に大量の IFN-Ⅰおよび IFN-Ⅲを放出する。IFN-Ⅰ/Ⅲは，周囲のウイルス感染を受けていない細胞に抗ウイルス状態を誘導しウイルス感染が拡大しないように働く（ウイルス干渉現象）。IFN-Ⅲは，特に，腸や呼吸器での粘膜における抗ウイルス状態誘導に重要である。さらに，IFN-Ⅰ・IFN-Ⅲは，その場で NK 細胞を活性化する。活性化 NK 細胞はウイルス感染細胞を破壊すると同時に，Ⅱ型 IFN（IFN-Ⅱ）等を分泌し，その局所においてマクロファージと cDC を活性化する。IFN-Ⅱは IFN-γ のことである。マクロファージと NK 細胞は相互に活性し合いながら（図 4-2），感染細胞を攻撃する。

(3) 抗原提示

ウイルス粒子やウイルス感染死滅細胞を取り込んだ活性化cDCと活性化マクロファージ，もしくはウイルスに感染したcDCとマクロファージは，その感染局所でさらに活性化される。ウイルスタンパク質を内包する活性化cDCはリンパ管を伝わって所属リンパ節に移動し，そこにいるT細胞やB細胞にそのウイルスタンパク質情報を伝達する。これが“抗原提示”である（図4-3）。一方，活性化マクロファージは感染局所にとどまりT細胞への抗原提示を行う。cDCやマクロファージによるT細胞への抗原提示では，外から取り込んだウイルスタンパク質を細胞（cDCやマクロファージ）内で分解処理して，ウイルス由来のペプチドを作りcDCやマクロファージ細胞表面に据え置き，他の細胞に閲覧させる。それに反応するTCR分子を有するT細胞だけが活性化され，それと反応しないTCRを持つT細胞は活性化されない。ウイルス侵入に伴う抗原提示で活性化される主なT細胞は，Th1細胞，T_{FH}細胞，CTLである。

例えばヘルパーT細胞の活性化を見てみよう。TNFα，IL-6，IL-12等の炎症性サイトカインが多い環境（すなわち，急性ウイルス感染の状況）でcDCやマクロファージによるウイルス抗原提示は，その提示された抗原を特異的に認識できる特定のTh細胞集団を活性化する（図4-3）。活性化Th細胞集団の一部（Th1細胞群）は，IFN-γ/TNF-α/IL-2等のサイトカイン（Th1サイトカイン）を分泌する特徴を有する。Th1細胞は，速やかに感染局所に移動し，Th1サイトカインを分泌し，マクロファージの活性化等の炎症反応を引き起こす。

(4) 獲得免疫：主役はCTLとB細胞（抗体）

CTLによる感染細胞破壊（細胞性免疫）とB細胞による抗体産生（液

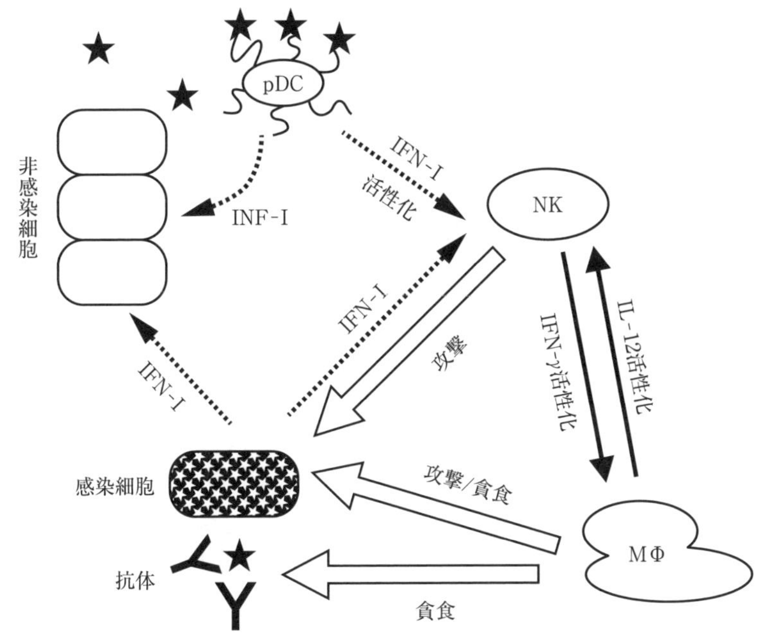

図 4-2　ウイルス感染に対する自然免疫応答

pDC：形質細胞様樹状細胞，Mφ：マクロファージ，NK：ナチュラルキラー細胞，IFN-Ⅰ：Ⅰ型インターフェロン

★　ウイルス粒子

感染細胞を貪食したpDC，感染を受けたpDC，感染細胞はⅠ型インターフェロンを放出してさまざまな抗ウイルス作用を起こす。NK細胞を活性化したり，周囲の非感染細胞に抗ウイルス環境を作り出したりする。NK細胞とマクロファージは相互に活性化する。活性化NK細胞はIFN-γを放出してマクロファージを活性化し，活性化マクロファージはIL-12等の炎症性サイトカインを出してNK細胞を活性化する。NK細胞もマクロファージも感染細胞を攻撃する。さらに，マクロファージはウイルス粒子，特に，抗体と複合体を形成しているウイルス粒子を貪食して除去する。

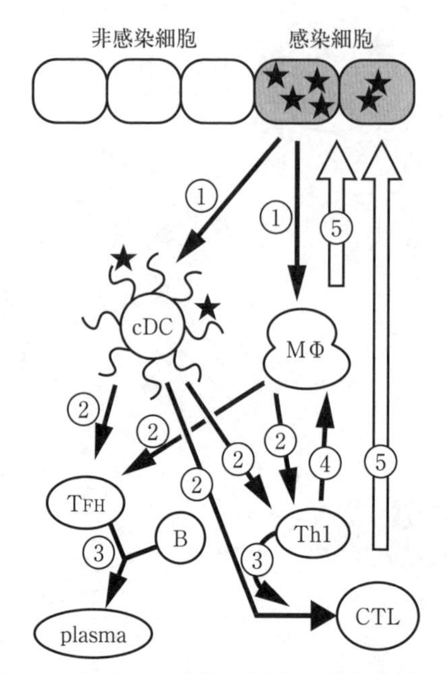

図 4-3　ウイルス感染に対する獲得免疫応答

cDC：古典樹状細胞，Mϕ：マクロファージ，CTL：細胞傷害性 T 細胞，Th1：1 型ヘルパー T 細胞，T_{FH}：濾胞ヘルパー T 細胞，Plasma：形質細胞

★　ウイルス粒子

①ウイルス粒子や感染死細胞を貪食し活性化

②活性化・抗原提示

③協働

④活性化（IFN-γ）

⑤攻撃

性免疫）が重要である。それぞれ Th1 ヘルパー細胞と T_{FH}ヘルパー細胞によって増進される。

cDC やマクロファージによるウイルス抗原提示（感染局所やリンパ節で）は，その抗原を特異的に認識できる CTL だけをパワーアップする。

この活性化の強化には上述のTh1細胞からの協働刺激が非常に重要である（図4-2の③）。こうして強く活性化されたCTLは感染の場に移動し，ウイルスに感染し犠牲になった感染細胞を攻撃し破壊する。これが狭義の細胞性免疫反応で，ウイルス感染制御に最も大きく寄与する。その提示抗原に特異的な活性化CTLは，感染細胞に結合してパーフォリン分子を分泌し標的感染細胞膜に孔穴を開け，この孔穴を通してグランザイム等の細胞傷害物質を感染細胞に注入する。これによって標的細胞は膨化し融解する。

活性化Th細胞集団のまた別の一部（T_{FH}細胞群）は，リンパ節の胚中心でIL-4/IL-6/IL-21等のサイトカインを分泌する特徴を有する。T_{FH}細胞は，リンパ節の濾胞で同じ抗原特異性のB細胞クローンを活性化する（図4-3）。この活性化されたB細胞の一部は抗体産生細胞（形質細胞，プラズマ細胞）に分化する。形質細胞から分泌された抗体分子は細胞外のウイルス粒子に特異的に結合して感染性を失わせ，ウイルスを身体から排除する。これを中和反応といい，この抗体は特に“中和抗体”と呼ばれる。中和反応に重要な抗体は特にIgGである。一般にウイルスの初感染時には血中にまずIgMが出現し，やがて回復期にはIgGが優位になる。2度目以降の感染時には，最初からIgGが中和反応に関わる。分泌型IgA（二量体IgA）は，腸管や気道の粘膜でウイルスを中和する。抗体には中和反応以外の機能もある。ウイルス感染細胞表面にウイルス抗原が発現するようになると抗ウイルス抗体が付着する。この抗体まみれの感染細胞はNK細胞やマクロファージによって破壊・排除される（抗体依存性細胞障害：ADCC）。

巧妙なことに，B細胞自身も抗原提示を行って自らを活性化させる。B細胞はBCRに結合するウイルス抗原を細胞内に取り込み，抗原提示を行う。その抗原に特異的なT_{FH}細胞クローンを活性化する。この活性

化 T_{FH}細胞はその B 細胞クローンの分化と抗体産生を強化する（図 4-3)。こうして，侵入したウイルスに対して特異的な T 細胞と B 細胞のクローンが協働的に活性化される。

(5) 免疫逃避

自然免疫応答はウイルス感染に対する防御機構として最初に強力に機能する。ひとたびウイルス侵入が PRRs に認識されて IFN-Ⅰ/IFN-Ⅲが十分量放出されてしまうとウイルスはもはや増殖することができず感染は成立しない。そこで，ウイルスはインターフェロンが放出されないように巧みなさまざまな戦略を有している。ウイルス側の戦略として，IFN 産生に達するまでのさまざまな過程を妨害することで自然免疫応答を減弱/遅延させるのである。抗原提示阻止機構も，さまざまなウイルスで備わっている。ヘルペスウイルスや HIV 等は T 細胞への抗原提示を低下させる働きのあるウイルスタンパク質を有しており，CTL 攻撃から逃れている。SARS-CoV-2 も同様に免疫逃避をする。SARS-CoV-2 の ORF8 タンパク質は，抗原提示に必須の宿主 HLA 分子に結合し分解を促進することによって，HLA 分子による抗原提示を妨害している。

(6) 免疫学的記憶

生まれて初めてあるウイルスに感染すると，自然免疫が稼働し，ついで獲得免疫系がウイルスを排除する（一次応答)。この時に誕生した活性化リンパ球の一部が体内で生存し続ける。これを免疫学的記憶といい，この長期生存する細胞をメモリーリンパ球（メモリー T 細胞とメモリー B 細胞）と呼ぶ。抗体を産生する抗体産生細胞（プラズマ細胞，形質細胞）は一般的には数週で死滅するが，一部は骨髄の中で長寿命プラズマ細胞（メモリー細胞には該当しない）として生存し続ける。同じウイルスが再び侵入してきた場合は，このメモリーリンパ球と長寿命プラズマ細胞が迅速に活動し，効率的にウイルスを排除する（二次応答，図 14-1 参照）。

7. まとめ

ウイルスは多様でさまざまな疾患を起こす。急性疾患の他に，持続感染や潜伏感染を起こすこともある。ウイルス免疫には自然免疫と獲得免疫が重要である。前者から後者にウイルス情報を伝達するためには樹状細胞による抗原提示が必須である。

練習問題

問題 1　空気感染するウイルス疾患はどれか？

(1) 麻疹　(2) 風疹　(3) 伝染性紅斑　(4) 手足口病

問題 2　次の媒介昆虫（ベクター）と病気の組み合わせのうち正しいのはどれか？

(1) ダニ——日本脳炎
(2) 蚊———デング熱
(3) ダニ——黄熱
(4) 蚊———A 型肝炎

問題 3　肝炎ウイルスとその感染原因の組み合わせで，次のどれが正しいか？

(1) A 型肝炎———野生のイノシシ肉
(2) B 型肝炎———輸血
(3) C 型肝炎———井戸水
(4) E 型肝炎———生カキ

問題4　DNA ウイルスはどれか？

(1) A 型肝炎ウイルス
(2) ヘルペスウイルス
(3) HIV
(4) ポリオウイルス

問題5　免疫細胞とその機能の組み合わせで正しいのはどれか？

(1) 樹状細胞――――――抗原の提示
(2) マクロファージ―――補体の活性化
(3) 形質細胞――――――貪食
(4) ヘルパー T 細胞―――抗体の産生

問題6　自然免疫と関わりが最も少ない細胞はどれか？

(1) 形質細胞様樹状細胞〈pDC〉
(2) マクロファージ
(3) B 細胞
(4) ナチュラルキラー細胞〈NK 細胞〉

解答

問題1　(1) 麻疹
問題2　(2) 蚊――――――デング熱
問題3　(2) B 型肝炎―――輸血
問題4　(2) ヘルペスウイルス
問題5　(1) 樹状細胞―――抗原の提示
問題6　(3) B 細胞

5 市中感染症①

乾　啓洋

《**目標＆ポイント**》
●市中感染と院内感染を説明することができる。
●感度，特異度の観点から検査の性質を理解する。
●抗菌薬の適正な使用について述べることができる。
●感染症診断のプロセスについて理解する。
《**キーワード**》　市中感染，院内感染，感度，特異度，バイオアベイラビリティ

1. 市中感染と院内感染

市中感染症は文字通り解釈すると，街中で感染する感染症ということになる。英語ではCommunity-Acquired Infectionと呼び，多少表現が異なるが，いずれも普段の地域社会での活動の中で感染する感染症ということである。さらに，特定の感染経路が推定できずに，どこから感染したか分からないような感染をするものを市中感染と呼んでいる。新型コロナウイルス感染症（COVID-19）が2019年末に世界に広がり始め，2020年1月には日本でも感染者が報告された。当初感染経路が特定できていたものの，感染が拡大して遂には感染源が特定できなくなってきた段階で，「市中感染が確認された」と報じられた。このように，一般の報道でも市中感染という言葉は用いられている。色々と書いたが，簡単に言えば市中感染症は普通に日常生活を送っていて罹ってしまう感染症という認識で概ね問題ない。

市中感染に対になる言葉として，院内感染がある。院内感染は文字通り病院内で起こる感染である。病院外で起こる市中感染症と分けることには重要な意味がある。一つは院内の患者は，当たり前だが何らかの病気を持っていたり薬を飲んでいたりしていることがほとんどであるため，免疫状態が悪い等背景が異なることである。もう一つは耐性菌の問題で，院内環境で感染した場合，病原微生物が薬剤耐性を有していることが少なくなく，治療する際に市中感染よりも耐性菌を意識することが必要なことである。

2. 市中感染症にはどのようなものがあるか

感染症の原因となる病原体は細菌やウイルスだけでなく，真菌や寄生虫等さまざまである。それぞれ実に多くの種類があるため，市中感染症を引き起こす病原体も多岐にわたる。

細菌感染症の場合は，診察上感染していると考えられる臓器から検体を採取して顕微鏡で見る塗抹検査を行ったり，培養検査を行ったりすることで起炎菌を同定することができる。例えば，熱が出て咳嗽，喀痰がある患者が来院したとする。胸部の聴診をすると湿性ラ音を聴取し，レントゲンで同部位に浸潤影を認めた場合，容易に肺炎という診断を下すことはできるが，大切なのはその起炎菌である。なぜなら起炎菌によって治療のために選択する抗菌薬が異なるからである。この場合は，感染部位は肺なので，喀痰を検体として塗抹検査を行うことで，起炎菌を推定することができる。培養検査を行い菌が培養されれば起炎菌を同定することができ，どの抗菌薬が効くかを調べる薬剤感受性検査を行うこともできる。培養検査で肺炎球菌が培養されてきたとすれば，肺炎球菌性肺炎だったということが判明するという訳である。

ウイルス感染症の診断プロセスは，細菌感染症とは異なり臨床症状や診察所見から何のウイルスによる感染なのか具体的に一つ一つ疑って抗原検査や抗体検査，Polymerase Chain Reaction（PCR）等を行って検査する必要がある。同じ肺炎でも，細菌性のように喀痰で塗抹検査や培養検査をしたら菌が同定できたというようにはいかず，RS ウイルスによる肺炎を疑う場合は RS ウイルス抗原検査を行ったり，COVID-19 による肺炎を疑う場合は SARS-CoV-2 の抗原検査や PCR を行ったりと，個々に検査を行う必要がある。それでは何も考えずに一度にいろいろな検査をやればいいではないかと考える人もいるかもしれないが，その考えは正しくない。その理由について考えてみよう。

3. 何でもかんでも検査をすれば診断がつくのか

人間の歴史の中で感染症のパンデミックは繰り返されてきたが，近代医学が発展した中で，世界的な流行をみせた新型コロナウイルス感染症により，多くの人々がその検査等の診断プロセスに注目するようになった。メディアの報道では，「抗原検査」や「PCR」という言葉が連日聞かれ，医療従事者以外の人たちも「もっとみんなに PCR をすべきではないか」等と話題にするような状況となった。とりあえず PCR を行って陽性であれば COVID-19 という認識は広まり，症状がなくても PCR を行って陽性であれば無症状の COVID-19 として診断される状況となったが，これはいつでもすべての感染症の診断にも当てはまるものではない。

どんなに精度の良い検査も，必ず偽陽性，偽陰性になることはある。PCR では，死んでしまっている病原体の遺伝子を増幅して陽性になってしまったり，検体採取や検査操作の際に病原体が混入してしまったり（もちろんそのようなことがないように行っているが 0%ではない），何らかの理由で検査試薬の不具合があったりということはあり得る。検査にはその精度を表す指標として，感度と特異度という数字がある。感度とは病気があると分かっている人に検査をして正しく陽性になる割合である。感度が100%ということは，病気の人に検査すると100%陽性になるということなので，そのような検査が陰性であれば100%病気がないと言える。つまり感度が高い検査は，陰性の時に病気を否定する能力の高い検査ではあるが，陽性だからといって診断できるかどうかは分からないということになる。一方，特異度は病気がないと分かっている人に検査をしたら正しく陰性になる割合である。特異度が100%ということは，病気がない人に検査をすると100%陰性になるということなので，そのような検査が陽性であれば確定診断することができる。しかし陰性だからといって除外はできるかどうかは分からない。

それでは，感度99%，特異度99%の検査を行って結果が陽性だった場合，その陽性は極めて正しいと言えるか？　実はそうとは言えない。なぜなら検査を行おうとしている患者が，どのくらいその診断目的の病気を持っているか（検査前確率）に影響を受けるからだ。検査前確率，感度，特異度が揃って初めてどれだけ検査結果の陽性が正しいか（検査後確率）が計算できる。例えば前述の検査を蔓延状況や臨床経過，身体所見等から検査前確率50%（半分の確率で病気がある）の患者に検査をして陽性だった場合，検査後確率は99%となり信頼できる結果と言えるが，検査前確率1%の患者さんが陽性になっても，陽性的中率は50%であり，コインを投げて表が出る確率と同じになってしまう。

COVID-19が急速に蔓延している状況下では，知らずに濃厚接触してしまう確率も高く，感染していても症状が出る前の状態の人もいる。中には無症状で経過する等，症状が非典型な人もおり，蔓延下ではその数も多いはずである。このため症状がなくても検査前確率は高くなる。濃厚接触したと分かっている人はなおさら検査前確率は高いだろう。このようなことを勘案すると，検査の敷居を下げることはある程度意義があると考えられる。仮に陽性の中に擬陽性の人が混ざっていたとしても，擬陽性であった人には気の毒だが広めに隔離することで，とにかく蔓延拡大を食い止めるという意義もあるかもしれない。しかしこれは「緊急事態」だからだ。それほど流行していない感染症で，典型的な症状がない検査前確率の低い人に検査しても，その結果の信頼性は低い。また，流行していてもほとんどが後遺症も残さず自然治癒する病気に上記の対応をしてもメリットは少なく，医療が逼迫したり医療費がかかったりといったデメリットの方が上回る。

日本の医療制度の特徴の一つに国民皆保険であることが挙げられる。これはすべての国民が何らかの公的医療保険に加入しているということで，世界的にも高く評価されている。症状が合わなかったり，症状がなかったりするのに，心配だからといって何でもかんでも検査してしまっていたら，誤った診断をする可能性が高くなり，不必要な投薬が行われたりして患者に不利益があるだけでなく，日本の国民皆保険も破綻してしまう。市中感染症は我々が日常生活を送っている中で起こる感染症であり，一般外来でもよく遭遇する感染症であるだけに，適切に検査を行い診断していくことが大切である。

4. 感染症は外敵だけではない

感染症に罹ることを「うつる」と言うこともあるので，外から病原体が体内に侵入して悪さをする外因性感染の印象が強いと思うが，必ずしもそれだけとは言えない。

人間は常在菌という日頃悪さをしない菌が体に付着した状態で生活しており，その数はおよそ1,000兆個にのぼる。人間の細胞の総数は約37兆個とされているので，私たちは自身の細胞よりはるかに多い細菌と共に暮らしているということになる。腸管内や口腔内，鼻腔内，皮膚の表面等に常在菌は存在するが，血液中や筋肉・脂肪等の組織内，関節内等は無菌である。このように本来無菌であるべきところに菌が侵入し，何らかの理由で人間の免疫に打ち勝って菌が増殖した場合，常在菌であっても感染症を起こすことがある。例えば足白癬があったり，アトピー性皮膚炎があったりして皮膚のバリアが壊れている場合，皮膚から本来無菌である皮下組織に菌が侵入し増殖し蜂窩織炎を起こしたり，時には血液内にまで侵入して菌血症を起こしたりすることもある。皮膚に付着している代表的な常在菌として，連鎖球菌やブドウ球菌が挙げられる。これらの菌は皮膚に付着して常在することができるだけあって，付着性が非常に強い。顕微鏡で見ると，連鎖球菌は鎖のように，ブドウ球菌は葡萄の房のように，菌同士もくっついている。連鎖球菌やブドウ球菌のような付着性の強い菌が血液内に入って菌血症になり体中を循環してしまうと，心臓の弁に張り付いて感染性心内膜炎を起こしたり，大動脈に張り付いて感染性大動脈瘤を起こしたりすることもある。

このような内因性感染は，何らかの免疫低下状態にあると起こしやすいという点からも，どちらかと言えば院内感染で多くみられるが，先ほど挙げた蜂窩織炎や感染性心内膜炎等は，院外で発症するケースも多い。特に蜂窩織炎は一般外来でよく遭遇する感染症であり，重要な市中感染症の一つである。これらの疾患は必ずしも内因性だけでなく外因性による感染もある。

5. 抗菌薬を正しく使おう

抗菌薬は細菌に対して用いる。ウイルスに用いるのは抗ウイルス薬，真菌に用いるのは抗真菌薬である。抗菌薬はウイルス感染症や真菌感染症に使っても効かない。もちろん感染症ですらない発熱性疾患の患者に投与しても効かない。効かないだけでなく不利益もある。一つは副作用

表 5-1　アナフィラキシーの原因となった薬剤の割合

薬剤の種類	薬剤	アナフィラキシーの頻度（1万患者あたりの件数）
抗菌薬	ペニシリン系	45.9
	セファロスポリン系	6.1
	マクロライド系	3.8
	ニューキノロン系	3.7
	テトラサイクリン系	2.0
	サルファ剤	1.7
解熱鎮痛薬	NSAIDs	13.0
抗精神病薬	フェノチアジン系	2.2

である。抗菌薬以外の薬剤にも副作用はあるので，必要のない薬は使わないに越したことはない。病院を受診した患者において，アナフィラキシーの原因となった薬剤別の割合を表 5-1 に示す。全体としては決して高い率ではないが，不要な薬剤投与によって不利益を起こしてしまうようなことは避けるべきである。もう一つは薬剤耐性菌の問題で，これは患者個人だけの問題ではない。近年，抗菌薬の不適切な使用や乱用によって耐性菌が増加してきており世界的な問題となっている。2015 年 5 月の WHO 総会で，薬剤耐性（AMR）に関するグローバル・アクション・プランが採択され，各国で薬剤耐性菌を作らないためにさまざまな取り組みがなされている。市中感染症で馴染み深いものとして風邪が挙げられるが，風邪はほとんどの場合ウイルス性上気道感染症で寛解するため抗菌薬は必要ない。抗菌薬の必要な溶連菌性咽頭炎や細菌性肺炎を適切に除外した上で，風邪に抗菌薬を出さないことが大切である。かつては外来で風邪と診断して一律に抗菌薬を処方してしまっていた医師もいた。

患者の方から「抗生物質をください」と抗菌薬を要求されることもあった。しかし，現在は厚生労働省がAMR対策のポスターを作成したり，メディアでも取り上げられたりするようになってきた。風邪に対して闇雲に抗菌薬が処方される時代はもう終わったのである。

6. バイオアベイラビリティ

内服抗菌薬を投与しても，吸収して血中に取り込まれなければ腸管を通って便と一緒に排出されてしまうだけである。投与された薬剤が血中に移行し全身循環に到達する割合をバイオアベイラビリティ（bioavailability：生物学的利用能）という。主な内服抗菌薬の腸管吸収率を表5-2に示す。ペニシリン系，第1世代セフェム系，テトラサイクリン系，ニューキノロン系，サルファ剤，メトロニダゾール，リンコマイシン系，オキサシリン系の抗菌薬は腸管吸収率が良好でバイオアベイラビリティは高いと言える。このため重度の下痢等，腸管からの吸収を阻害する背景さえなければ，点滴の抗菌薬とほぼ同等に考えてよく，点滴治療で患者の状態が良くなってきた時，同じ系統の内服抗菌薬に切り替えて治療を継続することもできる。マクロライド系は50%程度と低いが，組織移行性が極めて高く，血中濃度を上回る組織濃度を維持することができたり，マクロファージのような免疫細胞に取り込まれて炎症部位に運ばれるという良くできた特徴があったりするため（phagocyte deliveryと呼ばれている），腸管吸収率だけでは語れない部分がある。第3世代セフェム系は全般的に低く，最も高いバナンでも50%に満たない。グリコペプチド系のバンコマイシンはほぼ0%であるが，これは腸管内のみで留まり，最終的にほとんど便に排泄されるという特徴があるということである。バンコマイシンはメチシリン耐性黄色ブドウ球菌（MRSA）の治療薬としてよく知られているが，偽膜性大腸炎の治療薬としても重要であ

表 5-2　内服抗菌薬の腸管吸収率

系統	略号	商品名	腸管吸収率
ペニシリン系	AMPC	サワシリン®	80%
	AMPC/CVA	オーグメンチン®	(CVA：30〜80%)
第1世代セフェム系	CEX	ケフレックス®	90%
テトラサイクリン系	MINO	ミノマイシン®	93〜95%
ニューキノロン系	LVFX	クラビット®	99%
サルファ剤	ST	バクタ®	85%
メトロニダゾール	MTZ	フラジール®	100%
リンコマイシン系	CLDM	ダラシン®	90%
オキサゾリジノン系	LZD	ザイボックス®	100%
マクロライド系	CAM	クラリス®	50%
	AZM	ジスロマック®	37%
第3世代セフェム系	CPDX-PR	バナン®	46%
	CDTR-PI	メイアクト®	16%
	CFDN	セフゾン®	25%
	CFPN	フロモックス®	不明（20〜30%?)
グリコペプチド系	VCM	バンコマイシン	ほぼ0%

る。偽膜性大腸炎は抗菌薬の使用等による腸内細菌叢の変化から *Clostridium difficile* が増えて毒素を産生して腸炎を起こす疾患で，代表的な院内感染症の一つであるが，*Clostridium difficile* が腸管内に常在化して市中で伝播する可能性もあり，米国では市中感染が問題となっている。

7. どのように治療するか

感染症患者を診察する際，①どのような患者に，②何の病原体が，③どこに感染しているか，が分かった上で，ガイドライン等を参考にしながら診療を進めることができれば，適切な治療にたどり着くはずである。このため①～③を正確に把握することさえできれば，感染症治療はそう難しくはない。逆に言うと，一つでも情報が欠けていると自信を持ってベストの治療を選択することが難しくなってしまう。このため，早いタイミングで①～③の情報を入手するように問診，診察，検査することが，感染症診療において最も大切なことである。

「市中感染症である」ということは，①に関わる情報の一つである。検体の培養結果が出て②の情報が確定する前に経験的（エンピリック）に治療を開始する際にも，市中感染症ということは重要な情報となる。市中感染症において，感染部位別の代表的な起因病原体を表 5-3 に示す。エンピリックに治療を開始したとしても，事前に適切な感染臓器から検体が採取されていれば，後で起炎菌が培養されてきた場合，菌種だけでなくその薬剤感受性も知ることができる。培養結果でエンピリックに使用を開始した抗菌薬の感受性がないことが分かったら，感受性のあるものに変更することで，治療を修正することもできる。

とにかく，抗菌薬を用いる前には，必ず培養検査を取ることが大切である。細菌感染症診療において，培養を取らないということは②の情報収集を放棄したことに他ならない。しかし，細菌感染症が強く疑われるにもかかわらず，感染源がはっきりしないということもある。そのような時に，全身状態が悪くエンピリックな抗菌薬治療を急ぐ場合は，少なくとも血液培養は採取しておくべきである。血液培養は好気性ボトルと嫌気性ボトルを１セットとして異なる部位から２セット採取することが

表5-3　市中感染における感染部位別の代表的な起因病原体

感染部位	代表的な起因病原体
副鼻腔	肺炎球菌，インフルエンザ桿菌，ウイルス
咽頭	ウイルス，連鎖球菌，マイコプラズマ，クラミジア
肺	肺炎球菌，マイコプラズマ，インフルエンザ桿菌，誤嚥（嫌気性菌等），レジオネラ
心内膜	連鎖球菌，黄色ブドウ球菌
腹腔内	腸内細菌（大腸菌等），嫌気性菌（バクテロイデス等）
尿路	腸内細菌（大腸菌等）
髄膜	ウイルス，髄膜炎菌，肺炎球菌，リステリア
皮膚・軟部組織	連鎖球菌，黄色ブドウ球菌

推奨されており，2セットで感度90％ほどになると報告されている。このため，血液培養2セットでも菌が検出されなかった場合は，菌血症はある程度除外できる。もし菌が検出されれば，菌血症として必要に応じて抗菌薬を修正しながら治療を継続できる上，菌種によってはその菌が病変をつくりやすい部位を精査し直すことで，見落としていた感染源の同定につながることもある。

①～③が分かれば，抗菌薬の選択だけでなく，治療期間の目安もついてくる。患者背景と感染部位，菌種の情報が分かると，ガイドライン等から抗菌薬の第一選択や治療期間の情報を得ることができるが，これらの情報は，菌の薬剤感受性や性質，抗菌薬の組織移行性や前述したバイオアベイラビリティ等を加味して臨床が行われ，臨床研究が積み重なったエビデンスに基づいている。

参考文献

Costello EK, et al：Bacterial community variation in human body habitats across space and time. Science 326（5960）：1694-1697, 2009

Bianconi E, et al：An estimation of the number of cells in the human body. Ann Hum Biol. 40（6）：463-471, 2013

Dhopeshwarkar N, et al：Drug-induced Anaphylaxis Documented in Electronic Health Records. J Allergy Clin Immunol Pract 7（1）：103-111, 2019

Lee A. et al：Detection of Bloodstream Infections in Adults：How Many Blood Cultures Are Needed? J Clin Microbiol 45（11）：3546-3548, 2007

練習問題

問題１　市中感染症について正しいものはどれか。

ａ．市中感染症はすべて感染源が特定できる。

ｂ．市中感染と対になる言葉は院内感染である。

ｃ．市中感染症を起こす人は何らかの免疫不全を有している。

ｄ．市中感染症は日常生活の中で感染する細菌感染症のことである。

問題２　抗菌薬の必要がない市中感染症はどれか。

ａ．風邪

ｂ．蜂窩織炎

ｃ．細菌性肺炎

ｄ．溶連菌性咽頭炎

問題３　市中感染症において一般的な感染部位と起因病原体の組み合わせはどれか。

ａ．肺　—　大腸菌

ｂ．咽頭　—　連鎖球菌

c．尿路　　　　　—　黄色ブドウ球菌
d．皮膚・軟部組織　—　マイコプラズマ

解答

問題１　b　　**問題２**　a　　**問題３**　b

6　市中感染症②

乾　啓洋

《目標＆ポイント》
●よくみる市中感染症として風邪症候群，溶連菌性咽頭炎，市中肺炎，腎盂腎炎，蜂窩織炎の診断，治療の概要を理解する。
●各感染症の診療上の注意点を理解する。
●感染症診療の基本原則を理解した上で市中感染の診療について述べることができる。

《キーワード》　風邪症候群，溶連菌性咽頭炎，市中肺炎，腎盂腎炎，蜂窩織炎

1. よくみる市中感染症

「第5章　市中感染症①」で述べた通り，市中感染症と言っても多岐にわたる。ここでは代表的な疾患を挙げて，診断と治療について解説する。まず身近なもので思いつくのは風邪ではないだろうか。喉が痛くなり熱が出て，鼻水が出たり咳が出たりする等の症状を感冒様症状というが，ただの風邪と思っていたら溶連菌性の急性扁桃炎だったり，肺炎になってしまったりということもある。膀胱炎も日常的にみかける市中感染症である。膀胱炎だけでは熱は出ないが，膀胱炎を繰り返していたりすると，同じ尿路感染症でもさらに腎臓のほうに炎症が波及し腎盂腎炎になってしまうこともある。腎盂腎炎になると発熱し，患側の背中の腎臓がある辺りに叩打痛が出たりする。皮膚・軟部組織の感染症では，蜂窩織炎等が代表的である。

2. 風邪症候群

風邪を引いたことがない人はいないだろう。そのぐらいありふれた市中感染症である。風邪は正式には風邪症候群と呼ぶ。急性上気道炎や感冒も同義と考えてよい。人によると思うが，年間で子どもは 5〜7 回，大人は 2〜3 回風邪を引くとされている。風邪症候群とは一般に「ほとんどの場合，寛解するウイルス感染症で，多くは咳・鼻汁・咽頭痛といった多症状を呈するウイルス性上気道感染症のこと」といった定義がされている。風邪症候群と分かっていれば，わざわざ病院を受診する必要はない。ほとんどはウイルス感染症なので抗菌薬はまず無効であるし，特異的に効く抗ウイルス薬は用いないので市販薬での対症療法で十分である。症状がそこまでつらくなければ市販薬すらいらない。病院に行けば早く治ると思っている人もいるようだが，それは間違いである。風邪症候群の原因となるウイルスは一つだけでなく，さまざまなウイルス感染症を含んだ症候群である。風邪症候群の起因ウイルスとその症状の特徴を表 6-1 に示す。しかし，受診して風邪症候群と診断された時に，PCR 等の検査結果から「エコーウイルスによる風邪ですね」のように診断された人はいないだろう。特効薬がなく，ほとんど後遺症も残さず自然軽快する風邪症候群に対して，検査をして起因ウイルスを同定しても，患者の治療や予後に何も影響しないためメリットはない。医療費がかかるだけである。

COVID-19 の起因ウイルスは新型のコロナウイルスであるが，コロナウイルスは表 6-1 にもあるように風邪症候群の起因ウイルスでもある。世の中に新型コロナウイルスの情報が不十分で混乱していた時期に,「新型コロナウイルス感染症は風邪だ」と主張する人もいた。これは医学的には間違いである。最初に蔓延した時，新型コロナウイルス感染症患者

表 6-1　風邪症候群の起因ウイルスと症状

ウイルスの種類	咽頭痛	咳	鼻汁	鼻閉	熱	倦怠感	結膜炎
アデノウイルス	95%	80%	70%		70%	60%	15%
コクサッキーウイルス	65%	60%	75%		35%	30%	30%
RS ウイルス	90%	65%	80%	95%	20%		65%
エコーウイルス	60%	50%	99%	90%	10%	45%	
ライノウイルス	55%	45%	90%	90%	15%	40%	10%
コロナウイルス	55%	50%	90%	90%	15%	40%	10%
パラインフルエンザウイルス	75%	50%	65%	65%	30%	70%	5%
すべてのウイルス	70%	80%	95%	95%			60%

文献 1 より引用

は高率に肺炎を来した。肺炎は下気道感染症なので，その時点で風邪症候群の「上気道感染症」という定義から外れる。死亡率も大きく異なり，味覚障害等の後遺症を残す場合もあった。このため新型コロナウイルス感染症は「風邪症候群」という病気ではなく，「COVID-19」という病気で，起因ウイルスはコロナウイルスの中の SARS-CoV2 である。このウイルスは感染力が強く急速に蔓延し，死亡率も高かったため，抗ウイルス薬やワクチンを開発する必要もあった。そして治療の面でも感染拡大防止の面でも，抗原検査や PCR で診断する意義は十分にあった。時間経過とともに新型コロナウイルス感染症の症状の特徴は変わり，「風邪みたいなもの」になっていくかもしれない。しかし，少なくともクルーズ船のダイヤモンド・プリンセス号で多くの感染者が報告された頃の新型コロナウイルス感染症は，風邪症候群とは全く異なるものである。人に

表 6-2　人に感染するコロナウイルス

病名	ウイルス名
風邪症候群	HCoV-229E
	HCoV-OC43
	HCoV-NL63
	HCoV-HKU1
SARS	SARS-CoV
MERS	MERS-CoV
COVID-19	SARS-CoV2

感染するコロナウイルスについて表 6-2 に示す。

3. 溶連菌性咽頭炎

成人の急性咽頭炎，急性扁桃炎の多くはウイルス性であり自然軽快する。しかし，溶連菌性の場合は抗菌薬治療を行わないと扁桃周囲膿瘍に発展する等，合併症を起こすことがあるため，風邪かもしれないと思った時に注意すべき疾患の一つである。解剖学的に，咽頭の後ろ側は結合組織で胸部の縦郭までつながっており，そこに炎症が波及すると危険な状態になることがあるため“danger space”と呼ばれている。縦郭とは左右の肺に挟まれる部分で，心臓や食道，気管等が収まっているスペースである。溶連菌性の咽頭炎や扁桃炎を正しく抗菌薬治療しないで放置すると，時に咽後膿瘍や扁桃周囲膿瘍に発展して，danger space の炎症を介して縦隔炎になってしまうことがある。縦隔炎や縦隔膿瘍になると手術が必要になることもあり，死亡率も高い。

ウイルス性の咽頭炎なのか，抗菌薬の必要な溶連菌性咽頭炎なのかを

表 6-3　Modified Centor Score（McIsaac Score）

体温が 38℃以上	+1 点
咳嗽がない	+1 点
前頸部リンパ節の腫脹・圧痛	+1 点
扁桃の腫脹・滲出物	+1 点
3～14 歳	+1 点
15～44 歳	0 点
45 歳以上	−1 点

総スコア	溶連菌感染である確率 （検査前確率）	推奨される対応
0 点	2～3%	検査も抗菌薬も必要なし
1 点	4～6%	
2 点	10～12%	全例迅速抗原検査や培養検査を行う 検査陽性の時は抗菌薬治療を行う
3 点	27～28%	
4 点	38～63%	全例迅速抗原検査や培養検査を行う エンピリックな抗菌薬治療の適応あり

判断するためにスコアをつける方法がある。1981 年に Robert Centor によって提唱された「Centor Score」が有名である。その後，1998 年に年齢によって補正したものを Warren McIsaac が発表し，Modified Centor Score（McIsaac Score）と呼ばれ，現在も使用されている（表 6-3）。スコアによって溶連菌に対する検査をする前の検査前確率が分かるという便利なもので，0 点や 1 点のように低い場合は，ウイルス性として対症療法をしてよいと判断されるため，無駄な検査を行ったり，不必要に抗菌薬を使用したりすることを避けることができる。近年では培養検査

の他に溶連菌の迅速抗原検査が広く使われている。溶連菌はペニシリンに耐性を考える必要はほぼないため，培養検査の代わりに迅速抗原検査を行っても問題ない。ペニシリンアレルギー等，ペニシリンを用いることができない理由がある場合はマクロライド系抗菌薬等を用いる。溶連菌性咽頭炎はリウマチ熱などの合併症を起こすことが知られているが，ペニシリンで10日間治療することにより予防することができる。

Modified Centore Scoreで溶連菌性咽頭炎が極めて疑われるからといって，抗菌薬を処方して安心していてはいけない。開口困難等の症状があったり，口腔内の所見で口蓋垂が偏倚したりしている場合，すでに扁桃の裏側に膿が溜まって扁桃周囲膿瘍になってしまっていることもあるので，速やかに耳鼻科に紹介することが望ましい。扁桃周囲膿瘍になった場合は，抗菌薬治療だけでなく，穿刺や切開を行って排膿する必要がある。

4. 市中肺炎

市中肺炎も代表的な市中感染症の一つである。「第5章　市中感染症①」で市中感染の対になる言葉は院内感染であると書いたが，本邦において肺炎は，市中肺炎（community-acquired pneumonia：CAP）と院内肺炎（hospital-acquired pneumonia：HAP）に加えて，その間にあたる医療・介護関連肺炎（nursing and healthcare-associated pneumonia：NHCAP）の3つに分類される。以前はCAPとHAPの2つに分けられていたが，耐性菌や患者背景，予後を考えると同じCAPやHAPの中でも幅があって，同様に扱うことが適切ではない症例もあるという考えから，米国では2005年に米国胸部学会（ATS）と米国感染症学会（IDSA）が医療ケア関連肺炎（healthcare-associated pneumonia：HCAP）を共同発表した。日本は介護保険制度や国民皆保険制度等の米国とは異なる

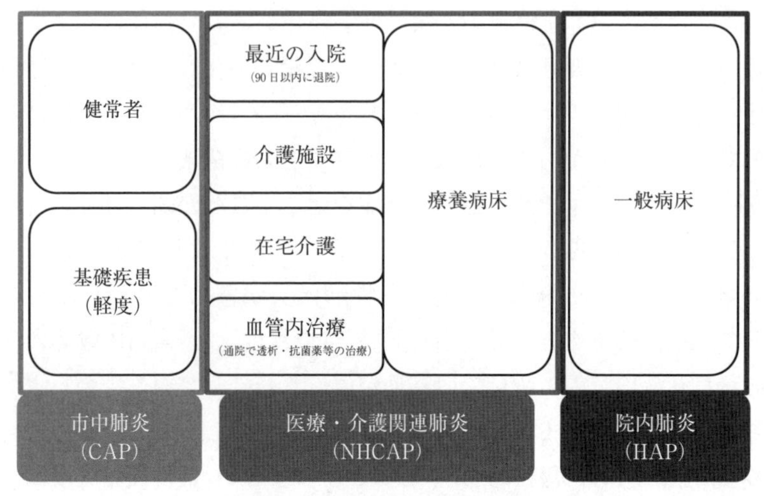

図 6-1　本邦の肺炎の分類

医療制度をとっているため，高齢者の誤嚥性肺炎が多い等，肺炎の内訳も異なる。このため日本呼吸器学会が介護を意味する nursing をつけて，2011 年 8 月に NHCAP を発表した。これによって，以前は CAP に分類されていたものの，健常人の起こした肺炎とは起炎菌も予後も異なっていた透析患者の肺炎や，在宅介護中の高齢者の誤嚥性肺炎等は，NHCAP に区別して考えるようになった。現在用いられている本邦の肺炎の分類を図 6-1 に示す。

肺炎の診断はそう難しくはない。発熱，咳嗽があり，胸の聴診で肺の雑音を聴取し，レントゲンで雑音と一致する部位に影があれば，原因が何かは別として肺炎と診断することができる。レントゲンの画像がはっきりしなかったりする場合は，必要に応じて CT を確認すればより確実となる。しかし，問題はその原因である。肺炎は感染症だけではなく自己免疫疾患等でも起こり，原因ごとに治療は異なる。細菌性肺炎でなければ抗菌薬も無効である。

CAPの3大起炎菌は肺炎球菌，インフルエンザ菌，マイコプラズマである。最も頻度の高い肺炎球菌はペニシリンの耐性が少なく，診断されればペニシリンで治療可能なことがほとんどである。治療期間は7〜10日または解熱後3日間で，適切に診断して治療介入できれば，肺炎の中では比較的短めの治療期間で治療を終えることができる一方で，重症化すると死に至ることもあるため注意が必要である。脾臓摘出者は重症の肺炎球菌感染症を起こしやすく，肺炎球菌ワクチンを接種することが大切である。肺炎球菌性肺炎は高齢者にとっても命に関わる注意すべき感染症であり，本邦では2014年10月1日に高齢者を対象とした肺炎球菌ワクチンの定期接種が開始された。

インフルエンザ菌は市中肺炎の起炎菌となりやすい以外に，菌血症や髄膜炎を起こして重篤な状態となる侵襲性インフルエンザ菌感染症を起こすことがあり，乳幼児や高齢者に多い。インフルエンザ菌には莢膜（きょうまく）を持つものと持たないものがあり，莢膜を持つものはaからfまでの莢膜型に分けられている。その中でもb型を持つインフルエンザ菌である*Haemophilus influenza* type b（Hib）は小児髄膜炎の起因菌として重要であったが，2008年12月にHibワクチンの任意接種が始まり，2013年4月に定期接種となって以降は，Hibによる侵襲性インフルエンザ菌感染症は激減している。インフルエンザ菌の薬剤耐性にはβラクタマーゼを産生してペニシリン系抗菌薬のアンピシリンに耐性を示すものと，ペニシリン結合蛋白に対してβラクタム系抗菌薬の親和性が低下しているBLNAR（β-lactamase-negative ampicillin-resistant）がある。耐性のないインフルエンザ桿菌はアンピシリンで治療できるが，上記の耐性を持つものには無効である。βラクタマーゼを産生するものは，βラクタマーゼ阻害薬とアンピシリンの合剤や第二世代セフェム系抗菌薬のセフォチアムが有効であるが，BLNAR はこれらも無効のため，第三世代セフェム系抗菌薬のセフォタキシムやセフトリアキソン，ニューキノロン系抗菌薬などを用いることになる。では，塗抹検査でインフルエンザ菌が起炎菌と考えられた時に，エンピリックに用いる抗菌薬はどうするかという問題だが，それは治療する場所のアンチバイオグラムに基づくとよい。アンチバイオグラムとは，医療機関や地域ごとに各菌種の薬剤感受性を表にしたもので，エンピリックな治療の参考になる。例えば，インフルエンザ菌がほぼ耐性を持たない地域であればエンピリックにアンピシリンで治療が可能であるが，BLNAR の比率が高い地域では，第三世代セフェムから開始したほうが無難かもしれないと判断できる。

マイコプラズマは生物学的には細菌に分類されるが，一般の細菌と比較して大きさは小さく，細胞壁を持たない等構造的にも異なる。一般細菌で用いる培地では培養されないため，PPLO 培地という専用培地を用いる。培養されたコロニーも肉眼で観察できる一般細菌のものより小さく（0.1 mm 程度），顕微鏡で観察する。このため臨床において，塗抹培養検査は通常診断に用いられず，抗原検査や抗体検査，PCR が用いられる。マイコプラズマ肺炎は比較的若年に多く，乾性咳嗽が強いことが特徴とされる。治療はマクロライド系抗菌薬が第一選択だが，一部耐性が報告されているため，耐性菌が想定される場合はテトラサイクリン系やニューキノロン系の抗菌薬を用いる。ペニシリン系やセフェム系の抗菌薬は無効である。治療期間はさまざまな意見があるが，2 週間が一つの目安となる。

その他，慢性閉塞性肺疾患（COPD）や気管支拡張症がある場合，モラクセラ・カタラーリスが起炎菌になったり，大酒家や糖尿病がある場合は肺炎桿菌が起炎菌になったりしやすい。インコやオウムを飼育している人ではオウム病，循環式浴槽の使用歴のある人ではレジオネラ肺炎を

表 6-4　A-DROP システム

A：Age	男性 70 歳以上，女性 75 歳以上
D：Dehydration	BUN 21 mg/dL 以上または脱水あり
R：Respiration	SpO_2 90％以下（PaO_2 60 Torr 以下）
O：Orientation	意識障害あり
P：Blood Pressure	血圧（収縮期）90 mmHg 以下

上記項目の該当数	重症度	治療場所
0	軽症	外来
1 or 2	中等症	外来または入院（一般病棟）
3	重症	入院（一般病棟）
4 or 5	超重症	入院（ICU）

＊ただし，ショックがあれば 1 項目でも超重症

考慮する必要があり，問診も大切である。新生児の肺炎では産道感染したB群溶連菌による肺炎に注意しなければいけない。また，乳幼児ではRSウイルスによる肺炎も重要である。

CAPの重症度評価にはA-DROPシステムが広く使われている（表6-4）。A-DROPシステムの優れた点の一つとして，スコアが簡便で迅速につけられることである。年齢，SpO_2，意識障害の有無，血圧は診察室ですぐ分かる上に，脱水の評価もBUNの値だけでなく脱水症状の有無によってもスコアリングできるため，検査結果を待たずに診察室で評価できる。もう一つの優れた点は，外来で治療できるのか，入院が必要なのか，入院の場合は一般病棟でよいのか，ICUがよいのか，の目安が分かることである。外来診療を行う上で，これらの情報が迅速に入手できることは，極めて有用である。

5. 腎盂腎炎

尿は腎臓で作られて尿管を通って膀胱に溜まり，尿道を通って排泄される。この経路を尿路と呼ぶ。したがって尿道に感染しても膀胱に感染しても尿路感染である。腎盂とは腎臓から尿管に移行する嚢状になっている部分の名称で，ここまで細菌が尿路を遡ってきて炎症を起こすと腎盂腎炎となる。腎盂腎炎は重要な尿路感染症の一つで，膀胱炎とは異なり発熱し，腎臓が血管に富んでいることから菌血症にもなりやすいため注意が必要である。治療期間は10～14日間が一般的である。菌血症を伴う場合は，菌種にもよるが14日間の点滴静注による抗菌薬治療が望ましい場合もある。

尿路感染症は，尿管結石や腫瘍等で尿路の一部が閉塞してしまい菌が遡ってきて起こる複雑性尿路感染症と，特に閉塞起点のない単純性尿路感染症に分けられる。腎盂腎炎も同様に単純性と複雑性に分けられる。女性は男性と比較して尿道が短いため尿路感染症を起こしやすく，単純性腎盂腎炎はほとんど女性が占める。単純性腎盂腎炎の起炎菌は大腸菌が最多である。男性の腎盂腎炎をみたら複雑性であることが多いため，尿路閉塞を起こす病変がないか検索することが重要である。

腎盂腎炎の症状は発熱，悪寒で，背部痛を訴えることもある。背部の自発痛を訴えていなくても，腎臓のある高さで背中に叩打痛を認めれば（CVA tenderness）診断の一助になる。この場合，叩かれるだけで多少なりとも痛いため，左右差があるかどうかも大切である。尿の肉眼所見では，混濁や血尿を認めることがある。上記症状や所見があり，尿沈査検査で白血球や細菌を認めて膿尿が指摘できれば腎盂腎炎と診断することができる。CVA tendernessがあれば，そちら側の腎盂腎炎があると診断することができる。必ず抗菌薬を用いる前に，尿検体を採取し塗抹検査，培養検査を行わなければならない。腎盂腎炎になる前に膀胱炎を繰り返していたり，腎盂腎炎の既往があったりすることもあるので，問診の際に確認するとよい。

単純性腎盂腎炎の起炎菌は前述の通り，大腸菌が最も多く，ほとんどが腸内細菌である。塗抹検査でエンピリックに抗菌薬を使用する際は，アンチバイオグラムを参考にして第一世代セフェム系，第二世代セフェム系，第三世代セフェム系やニューキノロン系等を選択し，培養結果を確認して修正する。複雑性腎盂腎炎では緑膿菌やセラチア菌，腸球菌等も起炎菌となるため注意が必要である。

6. 蜂窩織炎（ほうかしきえん）

蜂窩織炎は真皮深層から皮下組織を病変の主座とする細菌感染症である。起炎菌は皮膚の常在菌としても知られているブドウ球菌や連鎖球菌である。蜂窩織炎と似た皮膚・軟部組織感染症に丹毒がある。丹毒は蜂窩織炎より浅い真皮浅層が病変の主座である。これらの病変の区別は難しいことも多いが，耳介は真皮深層から皮下脂肪を欠くので蜂窩織炎は波及しないため，耳介に病変があれば丹毒であると考えられる。これをMilian's ear signという。蜂窩織炎と丹毒の起炎菌は概ね同じであるため，治療で用いる抗菌薬も同じと考えてよい。

症状は感染部位の発赤，熱感，疼痛で，発熱することもある。他の感染症と異なり皮膚の検体を採取して塗抹･培養検査をすることはしない。なぜなら皮膚の表面をこすったり，浸出液を綿棒で拭ったりして検査をしても，皮膚の常在菌であるブドウ球菌等を捉えているのか，起炎菌を捉えているのかの区別がつかないからである。皮下に膿の塊ができてしまっている場合は，注射器で膿を採取し培養検査に出すことはあるが，このような病態は皮下膿瘍であり，単なる蜂窩織炎とは異なる。菌血症を伴うことがあるため，必要に応じて血液培養を行うことがある。

菌血症を伴っていて血液培養から菌が検出されない限り起炎菌が同定できないことが多いため，治療は黄色ブドウ球菌と溶連菌をカバーする第一世代セフェム系抗菌薬等を選択する。治療期間は5～10日間が目安となる。患者背景（抗菌薬使用歴や入院歴，既往歴等）からメチシリン耐性黄色ブドウ球菌（MRSA）の可能性も考えられる場合はバンコマイシンを選択することもある。菌は皮膚の傷や水虫（足白癬）から侵入してくることがあるため，足白癬があれば治療する等，背景にある皮膚の疾患の治療も重要である。

7. 市中感染症と感染症診療の基本原則

冒頭に述べた通り市中感染症は多岐にわたり，あらゆる臓器に起こり得るため，臓器別や診療科別にゼロから学び始めると，途方もない気持ちになってしまう。しかし，感染症診療の視点からみれば，どの感染症も基本原則は同じである。「第5章　市中感染症①」でも書いたように，①どのような患者に，②何の病原体が，③どこに感染しているか，この3つの情報をいかに正確かつ迅速に入手するかが，適切な感染症診療を行うためのカギとなる。そして抗菌薬が必要かどうかを判断し，抗菌薬が必要な場合は，起炎菌に適したものであることはもちろん，極力起炎菌以外の菌に効力のない抗菌薬を選択して，適切な量，期間で治療することが大切である。また，選択した抗菌薬は感染臓器にしっかりと移行するものでなければいけない。これらに加えて患者の併存症や肝機能障害の有無，腎機能障害の有無，すでに内服している薬剤等，患者背景を把握した上で，抗菌薬の副作用や薬物相互作用なども加味して選択する必要がある。これらのことは市中感染症に限らず，感染症全般に言える話である。

市中感染症に適切に対応できないと，市中においても耐性菌が増えたり，せっかく外来で治療できる状態で来院したのにもかかわらず，治癒せずに状態が悪化し入院を余儀なくされたりといった事態を招きかねない。市中感染症には日常的に見慣れた感染症が多く含まれるが，常に感染症診療の基本原則を忘れずに診療にあたることが大切である。

引用文献

1）岸田直樹：『誰も教えてくれなかった「風邪」の診かた』（医学書院，2012 年）

参考文献

Centor RM, et al：The diagnosis of strep throat in adults in the emergency room. Med Decis Making 1（3）：239-46, 1981

McIsaac WJ, et al：A clinical score to reduce unnecessary antibiotic use in patients with sore throat. CMAJ 158：75-83, 1998

藤本卓司：『感染症レジデントマニュアル 第 2 版』（医学書院，2013 年）

日本呼吸器学会 医療・介護関連肺炎（NHCAP）診療ガイドライン作成委員会：『医療・介護関連肺炎（NHCAP）診療ガイドライン』（日本呼吸器学会，2011 年）

練習問題

問題 1　溶連菌性咽頭炎の合併症で抗菌薬治療により予防できるものはどれか。

a．リウマチ熱

b．関節リウマチ

c．悪性関節リウマチ

d．リウマチ性多発筋痛症

問題２　市中肺炎の重症度評価に用いる A-DROP システムの５項目に含まれないものはどれか。

a．年齢

b．体温

c．血圧

d．意識状態

問題３　蜂窩織炎の起炎菌に最もなりやすいものはどれか。

a．大腸菌

b．腸球菌

c．黄色ブドウ球菌

d．インフルエンザ菌

解答

問題１　a　　**問題２**　b　　**問題３**　c

7 結核

乾　啓洋

《**目標＆ポイント**》
●結核の歴史を述べることができる。
●結核患者の特徴を知る。
●結核に関する検査と，それぞれの特徴について理解する。
●結核の治療について概要を述べることができる。
●現在の結核の問題点を知る。
《**キーワード**》　抗酸菌，肺結核・肺外結核，薬剤耐性

1. 結核とは

結核の起因菌は結核菌（*Mycobacterium tuberculosis*）である。結核菌は抗酸菌の一種であり，名前の通り酸に強いため胃液からも培養される。結核は「発症した状態」であり，生きた結核菌が体内に潜んでいる状態（いわゆる潜在性結核）と区別することが大切である。最初に結核菌に感染する場合，多くは無症状である。その後，潜んでいた結核菌による感染症が表面化・再発して結核となるのが典型的である。結核菌に一度感染したら，症状がなくても体内には結核菌が生存しており，治療や予防投与を受けなければ将来結核を発症する可能性がある。結核菌が潜んでいる患者の 10%が一生のうちに結核を発症する。免疫を抑えるような薬を使ったり，免疫が落ちてしまうような病気になったりした時に，潜んでいた結核菌による感染症が表面化することがある。結核の好発年齢は，

新生児・乳児期，思春期，老年期の３回ある。

結核は全身のさまざまな部位に病変をつくる。肺外ではリンパ節が最も多く，頸部リンパ節が数珠状に腫れている状態は瘰癧（るいれき）と呼ばれていた。脊椎に病変がある場合は「脊椎カリエス」と呼ばれ，腎臓には腎結核を来す。この他，長引く咳により喉頭結核が発見されたり，回盲部の潰瘍等から腸結核と診断されたりすることもある。また，結核性髄膜炎を発症した場合は，治療後も後遺症が残ることも少なくない。免疫不全者等で結核菌が血流に乗って播種した状態は，粟粒結核と呼ばれる。胸部レントゲンで肺に粟粒影（1～2 mm の粒）の多発を認める。粟粒結核は不明熱の代表的な原因であり，診断が遅れると死に至る。

2. 結核の歴史

結核の歴史は古く，紀元前 2700 年の中国の書物に結核と思われる記述がある。古代エジプトの絵画には，脊椎カリエスに特徴的な背中の曲がった人物が描かれていた。1882 年に，ロベルト・コッホ（Robert Koch）が結核を起こす桿状細菌を単離・同定した。これはウィルヘルム・レントゲン（Wilhelm Röntgen）による X 線の発見（1895 年）より前である。結核に効く最初の抗菌薬（ストレプトマイシン）が発見されたのは，その半世紀後の 1944 年である。1950 年代には多剤併用療法が確立し，結核は撲滅可能な病気になったかと思われた。しかし，HIV 感染症の出現や多剤耐性結核の問題もあり患者は減少せず，1993 年には WHO が地球規模での緊急問題だと宣言した。

その歴史も長いことから，結核には実にさまざまな呼び名がある。労咳，白いペスト，墓場咳や単に肺病と呼ばれていたこともある。「結核＝不治の病」というイメージがあった時代には，患者本人には「肺浸潤」や「肋膜」と告げられたこともあった。このため，高齢の患者に既往歴を尋ねた時に「結核はやっていません。肺浸潤はしました。」と告げられることがあり，注意が必要である。

結核は，今なお発展途上国において最も対応が必要な感染症の一つであり，世界中で年間約150万人が結核で命を落としているという現実がある。

3. 診断

日本は先進国の中でもまだ結核の発生頻度が高い国であるため，2週間以上の咳嗽を認める患者では常に結核を鑑別診断に挙げて考えなければならない。また，特に下記のいずれかに当てはまる場合は，一度は結核を疑うべきだとされている[1)]。

①軽快と悪化を繰り返す肺病変（高齢者の誤嚥性肺炎に注意）
②通常の抗菌薬による治療に反応しない，悪化も改善もしない（動かない），健診等で偶然見つかった肺病変
③不明熱，呼吸器症状を含む説明のできない症状が2〜3週間以上続く
④理想体重より10％以上の減少
⑤移植，その他の免疫不全，高齢者，HIV感染者，糖尿病，腎不全患者，珪肺症，悪性腫瘍（特に血液腫瘍，頭頸部癌），における不明熱
⑥胃切除後，空腸回腸バイパス手術後
⑦その他疫学的にリスクを高める要素（活動性結核の症例と接触歴あり，薬物中毒，結核の流行地の出身，旅行，路上生活）

一般に，外来を受診する発熱患者の多くはウイルス感染症であり，その中から細菌感染症の患者を見つけ出すのが外来医の重要な仕事である。細菌感染症はウイルス感染症に比較し致死率が高く，抗菌薬の効果が望めるからである。これらのウイルス感染症や細菌感染症は発生から

数日で外来を受診することが多く，いわゆる「急性」の発症である。これに反して悪性腫瘍の場合は「3ヶ月前から食欲が減って体重が減少した」など，数ヶ月単位での「慢性」の経過をとることが多い。結核の場合，この中間の「3週間前からの発熱と咳」等の数週間単位の症状の患者が多い。これは「亜急性」の症状と呼ばれる。3日前からの咳で受診した初診患者の多くは上気道感染症である。このような患者すべてに胸部レントゲン検査を行ってしまうと，医療経済的な問題や放射線被曝の問題が起きてしまう。しかしながら，2週間以上続く咳の患者の場合，結核の可能性があるため胸部レントゲン検査は必須である。もちろん，結核患者の症状はバリエーションが豊富であり，「一昨日からの咳」や「半年前からの熱」で受診することがないわけではない。

外来に結核疑いの患者が受診した場合，最初に大切なのは，感染性のある開放性結核か否かである。開放性結核の場合は後述の空気感染を防ぐため，厳重な対応が必要になる。一般的には，喀痰や胃液の抗酸菌塗抹検査が陰性であれば二次感染の可能性は著しく低い。細菌性の肺炎だと思っても，抗酸菌塗抹検査の結果が出るまで一般病床には入院させない，という考え方もある。

ニューキノロン系抗菌薬は比較的新しい抗菌薬の一つで，多くの好気性菌に効果があり，「何にでも効く抗菌薬」として本邦で乱用されている。しかし，結核にも中途半端に効いてしまうのが大きな欠点である。このため，肺炎として治療され一時的に症状が改善した患者が実は結核であり，結果として発見が遅れたという症例もある。一般的に新しい抗菌薬は高額だが，より多くの種類の細菌に効くものもあるため医師から処方されることが多い。しかし広く効くということは必ずしも望ましいことではない。

4. 検査

(1) 肺結核に関して行われる検査

活動性の肺結核患者の多くは胸部レントゲン検査で異常影を認める。これは，症状がない場合でも同様である。結核では肺尖部の浸潤影と空洞形成が有名であるが，必ずしも典型的なレントゲン像となるわけではない。逆に「この所見は結核ではない」と言える所見はない。大切なのは，結核の最終診断はレントゲン検査ではなく，後述の塗抹・培養検査で行われるということである。

喀痰に対しては，抗酸菌塗抹検査，培養・薬剤感受性検査，Polymerase Chain Reaction（PCR）による遺伝子同定検査が用いられる。喀痰の抗酸菌検査は一般に3日間連続で採取され，塗抹で抗酸菌が確認できた日があればその時点で検体採取を終了する。良好な喀痰が採取できない場合には，超音波ネブライザーによる喀痰誘発を試みる。あるいは入眠中に嚥下した喀痰を狙い，朝に（入院中であれば起床する前に臥位のままで）胃液を採取して検査に提出する。

PCR法は優れた遺伝子同定検査であるが，結核における感度（疾患のあると分かっている集団に検査をして正しく陽性になる確率）は高くない。つまり，陰性であっても結核を否定できない。また，高額の検査であり頻回に行うことは避けなくてはいけない。

塗抹，培養，PCR法のうち，最も感度が高いのは培養であるが，結核菌は発育が緩慢であるため，現在の培養システムでも「陰性」と判断するのに最低6週間が必要である。塗抹やPCR法が陰性でも，培養の最終結果が判明するまでは結核は否定できない。ただし，塗抹検査が陰性であれば周囲への感染性は低いと考えられる。培養が陽性となれば，その菌株を用いて薬剤感受性試験へと進むことができる。

各施設の感染対策責任部署と相談し，専用の喀痰採取ブースを設ける，あるいは換気条件を確認した部屋等の準備をするとよい。

（2）肺外結核に関して行われる検査

検査方法は呼吸器系結核と同様であるが，検体採取法が異なる。消化器結核を疑う場合には，便の塗抹，培養および PCR 検査は極めて感度が悪いため，下部消化管内視鏡で病変の組織を採取して提出する必要がある。粟粒（ぞくりゅう）結核や他臓器の結核感染症を疑う場合には，「血流感染」であることを証明するために感染臓器の組織や骨髄液を採取して検査を行い，特殊な容器を用いて血液培養を採取する。

（3）ガフキー号数

抗酸菌塗沫検査の結果は，標本中の菌数により「ガフキー 3 号」のようにガフキー号数で表現されていた。しかし，喀痰の採取部位や検査時の手技による変動が大きいため，細分化の意味がないとの意見がある。このため，日本結核病学会の新結核検査指針では単純に 0～3＋に分けた記載法が推奨されている。ただし，現在も日本の臨床現場の多くではガフキー号数が使用されている。

（4）ツベルクリン反応

長年結核感染のスクリーニングとして用いられてきた検査である。結核菌から抽出した抗原を皮内に注射し，皮膚反応の程度により結核菌感染の有無を判定する。ただし，過去の結核感染（無症状のものも含む）や非結核性抗酸菌感染症，また BCG 接種の既往があると陽性になり得るため，1 回のみの検査で陽性となっても，活動性の結核が存在しているかどうかは判断できない。注射から判定まで 48 時間待たなくてはならないため，近年は次に述べるクオンティフェロン検査の利用が増えている。

（5）クオンティフェロン（QFT）検査

利用法はツベルクリンと同様であるが，BCGに対しては反応しないため，過去のBCG接種に結果が左右されない。しかし，過去の結核感染（無症状のものも含む）や一部の非結核性抗酸菌感染症の既往があると陽性になるため，活動性結核の有無についてはやはり判定できない。患者血中のリンパ球を分離して結核菌の抗原成分と反応させ，リンパ球から産生されるサイトカインを測定する。このため新鮮な血液が必要であり，採血から検査開始までの時間に制限がある。院内で検査が実施できる施設はいまだ少なく，外部の検査施設に委託する場合が多いため，検査結果が判明するのに時間がかかる。

5. 治療

（1）治療の基本

1944年にワックスマンが放線菌から作り出したストレプトマイシンは結核に対し劇的な効果があり，「魔法の弾丸」と呼ばれた。現在では10種類以上の抗結核薬がある。薬剤に対する耐性化を避けるため，結核の治療は必ず複数の薬剤を併用する。通常で6ヶ月間，所見によっては9ヶ月間という長期にわたって内服を行う。長期の内服アドヒアランスを維持する意味からも，1日1回のみの内服投与が用いられることが多い。標準的な治療は，リファンピシン，イソニアジドの2剤を軸に4剤で2ヶ月間治療後，リファンピシンとイソニアジドの2剤だけにして合計6ヶ月間治療するというものである。治療の効果判定で最重要なのは塗抹・培養検査での陰性化である。

（2）初期悪化

結核の治療の開始をしたのちに，一時的に臨床症状（発熱・リンパ節腫脹）や胸部レントゲン所見が増悪することがある。これは「初期悪化」と呼ばれるが，治療が効いている証拠でもある。治療の失敗や薬剤の副作用の熱と間違えてすぐに内服薬を変更しないことが必要である。

（3）Directly Observed Treatment, Short-course（DOTS）

DOTSとはWHOによる包括的結核対策戦略のことで，その中で臨床上重要な要素としてDOT（直視監視下内服確認）が示されている。抗結核薬は長期の内服が必要であり，副作用も少なくないため，患者が完全に服用することが難しい。しかし，中途半端な服用は患者本人の治療の失敗だけでなく，耐性菌を誘導し世界的な問題を引き起こしている。このため，医療従事者等が毎日内服を確認することが行われており，これをDOTと呼んでいる。患者が毎日外来に来る場合や，医療従事者が自宅に訪問する方法などがある。

（4）薬剤耐性菌

リファンピシンもイソニアジドも効果のない多剤耐性結核菌（Multi-drug-resistant Tuberculosis：MDR-TB）が世界的に増加し治療を複雑化している。さらには，第二選択の薬にも耐性を持つ超多剤耐性結核（Extremely Drug Resistant Tuberculosis：XDR-TB）も出現しており，非常に深刻な問題である。

6. 感染対策

（1）標準予防策

感染症の発生・伝播を防ぐ「感染対策」は，①標準予防策と，②感染経路別予防策の 2 種類に分けることができる。標準予防策はすべての患者に適応され，特に必要な感染症の場合に感染経路別予防策が追加される。米国疾病予防管理センター（Centers for Disease Control and Prevention：CDC）では，標準予防策（standard precaution）を“目に見える血液・体液・排泄物等に触れる場合に実施する対策のこと”と定義しており，すべての患者に対して行うべきものとしている。具体的には，汗以外の体液・血液・粘膜・傷のある皮膚は感染症のおそれがあるとする考え方である。つまり，血液検査の結果が B 型肝炎や C 型肝炎，HIV 感染症だから感染対策を行うのではなく，感染症の有無に関わらず標準予防策が必要になる。標準予防策の基本は石鹸による手洗いやアルコール消毒である。個人防御具としては，手袋，マスク，プラスチックエプロン，ガウン，必要に応じてゴーグルやフェイスシールドを用いる。

（2）感染経路別予防策

標準予防策に加え，伝染性・病原性の強い感染症患者には感染経路別予防策が適用される。感染伝播の種類により，空気感染・飛沫感染・接触感染に大別され（表 7-1），それぞれに対応した感染症予防策が必要となる。最も大切なのは，空気の流れを管理する必要があるかである。飛沫感染は，咳やくしゃみ，会話の際に病原体を含む水滴（飛沫）が飛び出して，それを吸い込むことで感染する感染様式である。飛沫は直径 5 μm 以上の大きさのため，1〜2 m ぐらい飛んでその重みによって落下する。一方，水分の蒸発した 5 μm 未満の粒子（飛沫核）は長く空気中を漂うことができるため，感染対策をするためには空気の流れを管理しなければいない。これを空気感染という。2019 年末に中国武漢から全世界に広がった新型コロナウイルス感染症（COVID-19）の流行以降，エアロゾル感染という感染様式も耳にするようになった。これは，飛沫感染と

表 7-1　感染経路とその代表的な疾患

感染経路	疾患
空気感染	結核 麻疹 水痘
飛沫感染	風疹 インフルエンザ 流行性耳下腺炎 マイコプラズマ肺炎
接触感染	MRSA 感染症 病原性大腸菌感染症 ノロウイルス腸炎 クロストリジウム腸炎

空気感染の中間にあたるような感染様式で，感染対策も両者を勘案した対策となっている。医療現場では必ずしも陰圧室を用いた空気のコントロールは必須ではないものの，空気感染寄りの対策がなされている。

空気感染は主に結核・麻疹・水痘によって起こり，これらは空気のコントロールが必要な感染症である。もし疑いがあれば，直ちに陰圧室での個室管理や適切な医療機関への転送等が必要となる。飛沫感染は，風疹やインフルエンザ，流行性耳下腺炎等が挙げられるが，空気の管理は必要なく，患者間の距離が十分であればカーテンでの遮蔽でも伝播が防げる。接触感染を起こす代表的な病原体はMRSA，病原性大腸菌等であり，これらも空気の管理は必要ない。手指のアルコール消毒，手袋やプラスチックエプロンの着用，医療器具の専用化等を行う。個室収容は必須ではない。

(3) 結核とマスク

「この患者さんは肺結核の疑いがあるので，N95 マスクをしてもらったほうがよいでしょうか？」という質問を受けることがある。結核の感染経路は空気感染であるが，患者と医療従事者，どちらが N95 マスクをすべきであろうか。答えは医療従事者である。空気感染は，直径 5 μm 以上の飛沫が空中で直径 5 μm 以下の飛沫核となり，空中を長時間漂うために引き起こされる。よって，上気道から出る飛沫の拡散防止が重要なポイントである。飛沫が飛ばないようにするには患者のサージカル・マスク着用が有効で，飛沫がなければ飛沫核も生じないので，結核疑いの患者においても感染対策の第一ステップはサージカル・マスクを着用させることである。一方，肺結核疑いの患者を診療する医療従事者は飛沫核を吸入しないように N95 マスクを着用しなくてはならない。N95 規格とは，米国国立労働安全衛生研究所の基準に合致したマスクで，N は耐油性能がないこと，95 は 0.3 μm の粒子を 95%以上ブロックできることを表している。N95 マスクを装着して活動するのは大変苦しいものである。しかし，顔に密着させておくことが大切であり，使用の前にはフィットテストやトレーニングが必要である。このことからも非医療従事者が使用すべきものではない。特に救急外来等で気管挿管をする場合には適切な換気と医療従事者の N95 マスクの装着が必要になる。

7. その他のトピックス

(1) 非結核性抗酸菌症

結核菌以外の抗酸菌は「非定型抗酸菌症」と呼ばれていた。しかしながら抗酸菌の中で結核が必ずしも定型的でないため，現在は「非結核性抗酸菌症（Non-tuberculous mycobacterium：NTM)」という名称が用いられている。非結核性抗酸菌症の中では，Mycobacterium avium complex（MAC）が特に有名である。結核と非結核性抗酸菌症は下記の違いがあり，臨床的に区別することが重要である。

①結核はヒト-ヒト感染を起こすが，非結核性抗酸菌症では起こさない。

②結核は健常人でも罹患するが，非結核性抗酸菌症は主に高齢者や免疫不全者に認められる。

③結核は急激に増悪することも多く，全例で速やかな治療が必要であるが，非結核性抗酸菌症は穏やかな経過が多く，治療を要しない症例もある。

④非結核性抗酸菌は種類によりさまざまな薬剤耐性パターンを持ち，治療薬の選択が難しい。

⑤結核は治療開始後速やかに改善することが多いが，非結核性抗酸菌症では治療後も不変であったり増悪したりするケースも少なくない。

（2）結核とHIV感染症

結核はHIV感染症に合併する日和見感染症の一つである。免疫の指標であるCD4陽性リンパ球数が比較的高い患者でも，結核を発症するため注意が必要である。潜在性結核のある免疫正常者が結核を発症する割合は生涯に10%であるが，HIV感染者は年間10%の割合で発症する。HIV感染症により免疫が悪化した患者では，典型的な肺結核像を取らないため診断が難しい。つまり，結核の特徴でもある空洞病変を認めずに浸潤影を示したり，肺外結核を発症したりする例が多い。肺外結核の頻度は，免疫正常者の約2倍である。結核を見逃したままHIV感染症を治療すると，回復した免疫と潜んでいた結核菌とが激しい戦いになることがある。この場合，発熱や胸部所見の増悪を認め，時に致死的である。

この状態は「免疫再構築症候群」と呼ばれ，これを避けるためにHIVの治療に先んじて抗結核薬による治療を行う。

（3）結核と腎不全

腎不全患者は，透析の導入前後で結核を発症しやすい。しかし，体重減少・倦怠感は腎不全自体でも認めることから，診断が遅れがちである。また，HIV感染症に合併した結核と同様に，肺外結核を呈することが多いことも診断を難しくしている。ある報告では，診断までの期間の中央値が2ヶ月と長期であった。

引用文献

1）青木　眞著：『レジデントのための感染症診療マニュアル 第4版』（医学書院，2020年）

参考文献

米国胸部学会著，泉孝英監訳：『結核・非結核性抗酸菌診療ガイドライン（第2版）』（医学書院，2002年）

練習問題

問題1　下記の中で主に空気感染するものはどれか。

a．風疹

b．麻疹

c．インフルエンザ

d．マイコプラズマ肺炎

問題2　肺結核が疑われた患者で，最初に行うべき検査はどれか。

a．塗抹検査

b．QFT 検査

c．PCR 検査

d．ツベルクリン反応

問題３　肺結核が疑われた場合のマスクの選択の組み合わせで，正しいものはどれか。

a．患者：N95 マスク　—　医療従事者：N95 マスク

b．患者：N95 マスク　—　医療従事者：サージカル・マスク

c．患者：サージカル・マスク　—　医療従事者：N95 マスク

d．患者：サージカル・マスク　—　医療従事者：サージカル・マスク

解答

問題１　b　　**問題２**　a　　**問題３**　c

8 HIV 感染症

乾　啓洋

《目標＆ポイント》
●HIV 感染症の現状を知る。
●感染者の特徴について述べることができる。
●HIV 感染症の診療について理解する。
●HIV 治療の利点・欠点を知る。
《キーワード》 HIV 感染症，AIDS，抗ウイルス療法

1. はじめに

2021 年の状況では，世界の HIV 感染者数は 3,840 万人，新規 HIV 感染者数は年間 150 万人に上る。年間 65 万人が HIV 関連の疾患により死亡しているとされる。本邦では 2021 年に 1,057 件の新規 HIV 感染があり，先進国でありながら，新規感染者数のコントロールができているとは言えない。本邦での新規感染の 13.6%が異性間の性的接触，65.6%が同性間の性的接触である。

抗 HIV 薬の導入により HIV 感染症の予後は著しく改善した。仮に 25 歳で HIV 感染症と診断された場合，適切な治療を受ければさらに約 40 年の生命予後が期待される。ただし，診断時にすでに AIDS を発症している症例では，今もなお予後不良である。

HIV 感染時の急性期には，発熱や咽頭痛，発疹，関節・筋肉痛，頭痛をはじめ多彩な症状が引き起こされ，伝染性単核球症，無菌性髄膜炎等

の症状に類似する。このため初診医が確実に感染を診断することは難しい。ハイリスクグループに属していると認識されている患者でさえ，プライマリ・ケア医の受診時には4人に1人しか急性HIV感染症と診断されなかったとの報告もある。しかしながらHIV感染者を早期に発見することは，適切な治療の導入につながり，患者の予後に大きく影響する。発見時に感染からの経過が進んでいるHIV感染者は明らかに予後が悪く，抗HIV薬に対する反応も悪い。早期発見できれば抗HIV薬によりAIDS発症が予防できるため，医療費の抑制に寄与することになる。さらには，患者教育による行動変化と治療によるHIVウイルス量低下の両方により二次感染が予防できる利点もある。HIV感染症の可能性を想起し診断することが，患者の予後を改善し今後の感染拡大を防ぐために重要である。

2. 感染者の特徴

医師が外見から患者の性的指向を判別するのは困難であり，「見た目のHIV患者らしさ」の有無で検査の必要性を判断してはいけない。極めてプライベートな内容になるので，最初の問診で本人がMSM（Men who have Sex with Men）だと明らかにしてくれることは意外と少ない。前述の通り，同性間の性的接触による感染が最も多いが，同性間で性的接触がある人も異性間とも性的接触を行うという人は少なくない。このため，結婚して子どもがいることや，異性のパートナーと受診していたこと等は，同性間での性的接触を否定する情報にはならない。

HIV感染症と診断された患者の過去の病歴を調べ直すと，梅毒，急性B型肝炎，帯状疱疹等，HIVに関連していたと思われるエピソードを有していることが少なくない。当院初診HIV患者の116名の実に51.7%がTPHA陽性であった。特に大切なことは，2期梅毒の梅毒性バラ疹を見逃さずに診断することである。そして同時に HIV 検査を行うことも大切である。この時期に梅毒を見逃すと，長い無症状期に入ってしまう。急性 B 型肝炎が sexually transmitted infection（STI）であるという認識は今なお低く，肝炎の診断時に HIV スクリーニングが施行されないこともある。MSM 間のアナルセックスでの糞口感染によって感染する A 型肝炎も同様である。貝の生食の問診ばかり重要視されているが，HIV 検査の必要性がいまだ十分に周知されているとは言えない。また，HIV 感染者の約 25％に帯状疱疹の既往歴があるとの報告もある。繰り返す帯状疱疹の既往や，TPHA 陽性が確認されていた若年者が，その時に HIV 検査を施行されなかったために AIDS を発症してしまった症例に出合うのは残念である。

3. HIV 感染症の診療

（1）急性 HIV 感染症

HIV の新規感染時には 40〜90％の感染者に症状を認める。一般的には HIV に曝露後 2〜6 週間に出現し，1〜2 週間以内に改善する。この急性 HIV 感染症（acute retroviral syndrome, primary HIV infection）の症状は非特異的であり（表 8-1），症状から HIV 感染症と診断するのは困難である。EBV（Epstein-Barr virus）による伝染性単核球症と診断され経過観察されていることも少なくない。発熱，リンパ節腫脹，異型リンパ球出現，肝機能障害等を来す伝染性単核球症は，EBV の他，CMV，ヒトヘルペスウイルス（HHV）-6，パルボウイルス B19，B 型肝炎ウイルス等も原因となり，HIV の急性感染でも引き起こされるため注意が必要である。マサチューセッツ総合病院で伝染性単核球症疑いとして EB ウイルスの抗体の検査を受けた患者 563 名の保存血清を後から検査したところ，7 名（1.2％）が急性 HIV 感染症と診断された。当科で日本人成人

表 8-1　急性 HIV 感染症における症状・所見とその頻度

症状・所見	頻度
発熱	＞80%～90%
発疹	＞40%～80%
咽頭炎	50～70%
筋肉痛・関節痛	50～70%
白血球減少	45%
無菌性髄膜炎	24%
肝酵素上昇	21%

（文献 1 より引用）

From The New England Journal of Medicine, Acute human immunodeficiency virus type 1 infection, James O. Kahn, M. D., and Bruce D. Walker, M. D., Table 22, Volume 339, Page 432.

症状・所見	頻度
発熱	96%
リンパ節腫脹	74%
咽頭炎	70%
発疹	70%
筋肉痛・関節痛	54%
下痢	32%
頭痛	32%
嘔気・嘔吐	27%
肝脾腫	14%
体重減少	13%
口腔カンジダ症	12%
神経学的症候	12%

（文献 2 より引用）

の伝染性単核球症の原因ウイルスを検索したところ，3%は HIV によるものであった。

急性 HIV 感染症に対し抗 HIV 薬を開始することは，急性期の症状緩和や疾患の進行遅延，ウイルスの増殖の抑制，CD4 陽性リンパ球数の回復促進等の観点から海外のガイドラインでも推奨されているが，治療開始時期は社会的要因や心理的要因も考慮して判断すべきである。

（2）日和見感染症発症（いわゆる AIDS の状態）

急性期を過ぎた HIV 感染者は，発熱，発疹，咽頭痛等の症状が自然軽快し，自他覚的に無症状となる。次に感染者が受診する時には CD4 陽性リンパ球数が低下し，ニューモシスチス肺炎（pneumocystis pneumonia：PCP）やクリプトコックス髄膜炎等の AIDS 指標疾患を発症しているかもしれない。AIDS 患者に合併している日和見感染症は 1 種類とは限らないので慎重に診断する。

（3）HIV 感染症が既知の患者

すでに HIV 感染が診断されている患者の診療にあたっては，過去の CD4 陽性リンパ球数を確認することが大切である。これにより合併する日和見感染症の種類が想定される。PCP は CD4 陽性リンパ球数が 200/μL 以下の場合，クリプトコックス髄膜炎は 100/μL 以下，サイトメガロウイルス感染症や非結核性抗酸菌症は 50/μL 以下の場合に可能性が高い。結核は CD4 陽性リンパ球数が多い場合でも起こりうる。

パピローマウイルスの活性化による子宮頸癌，EBV による悪性リンパ腫等が AIDS の指標疾患である。しかし，HIV 感染症患者ではほぼすべての悪性腫瘍の発生率が上昇することも指摘されており，近年は AIDS 指標疾患以外で死亡する症例の割合が増えている。

針刺し事故により HIV に感染するリスクは B 型肝炎ウイルスや C 型肝炎ウイルスに比べ著しく低い。針刺し事故後の早期（数時間以内）に抗 HIV 薬を内服することにより，感染のリスクを減少させることができる。救急・ER では，初回内服分の抗 HIV 薬がすぐに入手できる状態にしておくべきである。

4. 治療

（1）HIV 治療のポイント

抗 HIV 薬の進歩により，HIV 感染者も非感染者と同等の生命予後が期待できる時代となった。しかし，これには「正しく治療をすれば」という大前提がある。

作用機序の違う 3 剤以上を組み合わせて行う強力な多剤併用療法を highly active antiretroviral therapy（HAART）といわれていた。しかし今では抗 HIV 治療≒HAART であるため，単に抗ウイルス療法（antiretroviral therapy：ART）と呼ぶのが一般的となっている。ART の目標は，血中 HIV-RNA 量を検出限界以下に抑え込むことである。これにより免疫能（CD4 陽性リンパ球数）の改善が期待できる。しかしながら，免疫能が改善しても ART を中止することはできない。不完全な治療は耐性ウイルスの出現を誘導するため，薬剤の選択は慎重に行うべきであり，患者の服薬アドヒアランスも重要である。近年は新薬の開発が進み，複数の抗 HIV 薬を一つにまとめて配合剤とした錠剤も使用可能になっている。このような配合剤を用いた，1 日 1 回 1 錠の治療法は single tablet regimen（STR）と呼ばれている

（2）抗 HIV 薬の投与開始は？

以前は副作用や服薬アドヒアランスの問題等から，CD4 陽性リンパ球数が多いうちは治療開始を遅らせる傾向にあった。しかし現在は，CD4 陽性リンパ球数を高く維持でき，HIV 感染症に関連する心血管疾患や腎・肝疾患にリスクを減らせることなどが明らかになってきており，副作用の少ない薬剤が開発されてきていることからも，治療を早める傾向になってきている。現在は CD4 陽性リンパ球数に関わらず，すべての

HIV 感染者に ART の開始が推奨されている。

日和見感染症を合併した患者の場合，HIV だけを治療すると「免疫再構築症候群」が発症し，全身状態が悪化することがある。これは，ART により免疫能が改善したために，免疫が悪すぎて戦えなかった日和見感染症と戦争状態になることによって起きる。ただし，このような場合においても，現在では比較的早期に ART を開始する傾向にある。

（3）治療効果の評価

治療の失敗には，

①ウイルス学的失敗（HIV-RNA 量が低下しない）

②免疫学的失敗（CD4 陽性リンパ球数が上昇しない）

がある。

①の理由としては，「ウイルスが薬剤耐性を持っている」という可能性もあるが，実際には「指示どおりの内服をしていない」ことも多い。このような場合は，内服をしていない患者を責めるのではなく，内服アドヒアランスが悪い理由（飲みにくい，副作用がある，気分が乗らない，とにかく忘れてしまう，等）を検討して個別に対応策を考えることが大切である。

②は，治療開始が遅れた場合等の免疫能が破綻した症例等で起こりやすい。

（4）予防薬が必要な日和見感染症

抗 HIV 薬によって CD4 陽性リンパ球数が上昇するまでの間，抗菌薬を内服して日和見感染症を予防することが必要である。特に予防薬の投与が重要なのは，PCP，トキソプラズマ脳炎，播種性 Mycobacterium avium complex（MAC）感染症である。HIV 感染者では ST 合剤による副作用の発現率が高く，投与開始から約2週間で発熱，発疹を来すことが多い。

5. その他のトピックス

（1）HIV感染と精神神経疾患

50％以上のHIV感染者が何らかの精神神経疾患を抱えており，診療上で重要な問題となっている。

①日和見感染症

精神神経症状を伴う日和見感染症としては，クリプトコックス髄膜炎が最多である。免疫不全がある患者では，髄膜炎でも発熱しないことがある。頭痛は軽度のこともあり，亜急性の経過をとるため，診断が難しい。

その他のHIVに特徴的な日和見感染症としては，JCウイルスによる進行性多巣性白質脳症（progressive multifocal leukoencephalopathy：PML）がある。神経梅毒やヘルペス脳炎の頻度も高い。

②HIV-associated neurocognitive Disorder（HAND）

抗HIV薬の普及・進歩により，治療中にHIV脳症へ進行することが減り，HIV脳症患者は極めて少なくなった。一方で，治療によりウイルス量が抑えられているにもかかわらず認知障害を呈することがあることが分かってきた。HIV感染に伴う認知機能低下はHANDと呼ばれており，服薬忘れ等の診療上の弊害にもつながる。

③精神疾患

HIV感染告知が精神状態に与える影響は当然のことながら大きい。告知された患者には，否認，絶望，抑鬱等の状態がみられる。また，本邦のHIV感染者の中にも違法な薬物の依存患者は少なくなく，これによる精神症状への影響も見逃せない。ただし，担当医の「違法な薬物を使っていませんか？」という質問に正直に答える患者は少なく評価が難しい。当科の研究による日本でのうつ病有病率は一般内科受診患者で5.4〜7.4%なのに対し，HIV感染者では12.5%という高率であった。

（2）HIV感染症と脂質代謝異常

HIV感染症に関係する脂質代謝異常として，①古典的リスクファクター（感染者に多い生活習慣：アルコール，運動不足等），②抗HIV薬の影響の他に，③HIVのウイルス自体による影響，という要因がある。HIVの感染自体によりHDLコレステロールが低下するとの報告もある。

近年第一選択薬として用いられるようになった抗HIV薬は，脂質代謝異常を起こしにくいものが主流であるが，以前から使われているものには起こしやすいものが多数ある。HIVの治療そのものがうまくいっている状況で，脂質代謝異常が出てきてしまった場合，脂質代謝異常を起こしやすい薬剤から，起こしにくい薬剤に変更するのは少し悩む。食事・運動療法で改善を認めない場合，選択肢は，①抗HIV薬を変更する，②脂質代謝異常治療薬を追加する，になるが，抗HIV薬を変更することについての長所・短所を表8-3に示す。

（3）HIV感染症と骨代謝異常

HIV感染者での骨粗鬆症の有病率は15%であり，骨減少症は67%に認められる。身体活動の低下，サイトカインの影響等が示唆されているが，抗HIV薬による影響もある。

（4）HIV感染症と喫煙

喫煙率について，フランスではHIV感染者56.6%，非感染者32.7%

表 8-3　脂質代謝異常を認める HIV 感染者に対し，抗 HIV 薬を変更する場合の長所/短所（新たに脂質代謝異常治療薬を追加する場合に比較して）

長所	短所
・追加する薬の副作用を避けられる ・抗 HIV 薬との薬物相互作用を避けられる ・医療費を削減できる	・HIV 治療の失敗の可能性 ・変更した抗 HIV 薬の副作用の可能性 ・脂質代謝異常の改善が少ない

という差異が報告されている。日本では一般成人男性の喫煙率が高いこともあり，当科のアンケート調査では HIV 感染者が 40.2%，非感染者が 36.6%であり，有意差を認めなかった。

新たに HIV に感染した人の中で，喫煙者は 60%，非喫煙者は 39%と有意差があり（$p=0.03$），喫煙していると HIV に感染しやすいと主張している専門家もいる。喫煙者は CD4 陽性リンパ球数が下がり免疫能が低下しやすいかについて，過去に 16 の研究がある。しかしながら，タバコの有害物質により免疫が異常に活性化されることもあり，この変化は証明されていない。ただし，喫煙しているとニューモシスチス肺炎，結核，細菌性肺炎を合併しやすいとの研究があり，HIV 感染者は確実に禁煙させる必要がある。喫煙している HIV 感染女性は抗 HIV 薬の服薬アドヒアランスが悪い，との報告もあり興味深い。

（5）HIV 感染者とワクチン

ガイドラインにより HIV 感染者には多種のワクチンの接種が推奨されているが，実際に接種されている率は多くない。HIV 感染者＝免疫不全患者としてワクチンが敬遠されている場合や，ワクチン接種費用が更生医療でカバーされないという経済的な側面も影響している。感染者への生ワクチン接種は注意すべきだが，その他のワクチン接種については問題がない。

（6）HIV 感染症と妊娠・出産

HIV 感染症は母子感染予防を適切に行うことで，自然感染率 25～30％と言われる HIV 母子感染を 1％程度まで低減することが可能である。

現在の抗 HIV 療法では HIV ウイルス量を検出限界まで抑制することはできるが根絶することは不可能であり，感染母体中の胎児は常に感染の危険にさらされている。しかし，多くの治験をもとに母子感染予防は確立されつつある。HIV 母子感染対策は，主に下記の 4 つである。

①妊娠中の抗 HIV 薬投与

②選択的帝王切開術による分娩

③出生児への抗 HIV 薬予防投与

④母乳の禁止

1996 年米国で行われた大規模な治験（ACTG076）は，419 例の妊婦をアジドチミジン〔azidothymidine（AZT），代表的な抗 HIV 治療薬〕投与群とプラセボ群に分け，母子感染率や胎児に対する長期成績を比較したものである。プラセボ群に対し AZT 投与群では母子感染率は有意差をもって 66％低下した。また，AZT 投与群の胎児の奇形発生率はプラセボ群と同じであり，AZT 投与群の出生児における 6 歳までの観察で悪性疾患の発生はなく，平均 4.2 年間の観察で児の成長に問題はなかった。この結果を受け，AZT を含んだ抗 HIV 療法が妊婦に推奨され，妊娠中と分娩前・分娩中，また出生児に対する AZT 療法について「DHHS ガイドライン 2007」で周産期予防のプロトコールが確立された。抗 HIV 療法と早産の関係に関する 7 つの臨床治験を検討した大規模解析では，抗 HIV 療法と早産，低出生体重児，Apgar score 低下との関係は否定的であった。

引用文献

1）Kahn JO, Walker BD：Acute human immunodeficiency virus type 1 infection. N Engl J Med 1998；339：33-39

2）Dybul M, et al：Panel on Clinical Practices of Treatment of HIV：Guidelines for using antiretroviral agents among HIV-infectsd adults and adolescents. Ann Intern Med 2002；137：381-433

参考文献

日本エイズ学会 HIV 感染症治療委員会：『HIV 感染症「治療の手引き」（第 25 版）』（日本エイズ学会 HIV 感染症治療委員会事務局，2021 年）

練習問題

問題 1　HIV の母子感染を防ぐため有効な手段として，誤っているものはどれか。

a．帝王切開を行う。

b．母乳の投与を禁止する。

c．生後 2 週間までは母子を別室にする。

d．出生児に抗 HIV 薬シロップを投与する。

問題 2　HIV（human immunodeficiency virus）の感染の危険性のないものはどれか。

a．アフリカで蚊に刺される。

b．HIV 感染者の血液が傷口につく。

c．風俗店でオーラルセックスを行う。

d．HIV 感染者とカミソリを共用する。

問題３　28 歳の男性。外来で HIV 抗体検査をしたところ陽性であった。後日結果を妻と母親と共に聞きに来た。正しい告知の方法はどれか。

a．まずは患者本人だけに告知する。

b．夫婦の問題であるので患者本人と妻に同時に告知する。

c．本人はショックが大きいため，まずは妻だけに告知する。

d．妻に知られないように，本人と母親に同時に告知する。

解答

問題１　c　　**問題２**　a　　**問題３**　a

9 真菌感染症

清島真理子

《**目標＆ポイント**》
真菌はカビ（糸状菌），酵母，キノコを含む生物群で，古くから酒類の醸造やみそ，しょうゆ，納豆，パン，チーズ，ヨーグルト等の発酵食品の製造を通じてヒトとの関わりが深く，欠かせないものである。真菌は土壌中，水中，空気中，動物の死体，植物中等自然界に広く生息している。有機物を分解して自然界に必要な元素を産生し環境を浄化する等，自然界に有益な作用をもたらす。

このように真菌の多くはヒトを含めた生物の味方であるが，時にヒトや動物，植物に感染症を起こすことがあり，「病原真菌」と呼ばれる。しかし，病原真菌だからといって誰にでも感染し，重い症状を引き起こすわけではない。健康なヒトでは感染しないか，軽症に終わることが多い真菌でも，免疫力の低下したヒトでは重症化しやすい。また，環境中に生息する真菌によって気管支喘息等のアレルギー性疾患が引き起こされることも知られており，大きな問題である。

そこで，本章では，真菌の構造から始めて，増殖様式，真菌が引き起こす感染症の特徴と感染のメカニズム，そして感染予防について学ぶ。

《**キーワード**》 真菌，糸状菌，酵母，白癬，マラセチア，カンジダ，スポロトリクス，アスペルギルス，クリプトコッカス，日和見感染

1. 真菌の構造

真菌は植物なのか，動物なのか？　真菌は葉緑体を持たず，光合成もしない，自力では有機物を合成できず，植物や動物から有機物を体内に

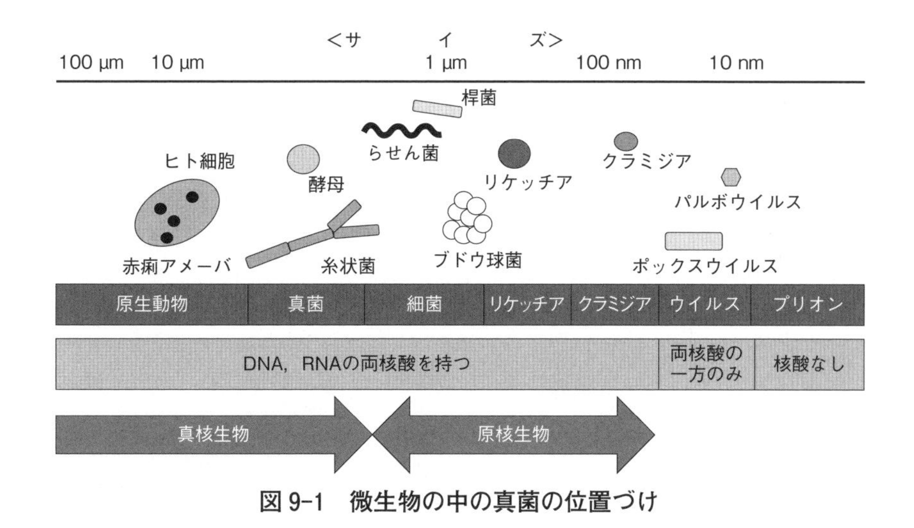

図 9-1　微生物の中の真菌の位置づけ

取り入れることで生命活動を営んでいる。運動性がなく細胞壁を持つ。これらのことから植物でも動物でもない独自の区分と考えられている。

真菌は核膜に包まれた核を持つ真核生物で，ミトコンドリアや小胞体等の細胞小器官が発達している（図 9-1）。これらの点で細菌とは大きく異なる。ほかにも細菌と異なる点が多数ある。細胞壁の成分が細菌ではペプチドグリカンであるのに対し，真菌ではキチン，β-D-グルカン，マンナンからなる点も異なる。カンジダやアスペルギルスによる深在性真菌感染症ではβ-D-グルカンが血中に増加することから，β-D-グルカンを測定すると深在性真菌症の診断の助けになる。細胞膜にエルゴステロールが含まれる点も細菌とは異なる。

真菌の基本形は糸のような形の糸状菌（菌糸型）か，球形や卵円形の酵母型のいずれかである（表 9-1）。中にはスポロトリクスのように温度等の環境の変化に応じて菌糸型になったり，酵母型になったりと発育形

表 9-1　主な病原真菌

菌名	形態	感染経路	病型	代表的な疾患名
皮膚糸状菌（白癬菌）	菌糸型	接触	表在性	頭部白癬，体部白癬，股部白癬，手白癬，足白癬，爪白癬，ケルスス禿瘡（とくそう）
マラセチア	酵母型	皮膚常在	表在性	癜風，マラセチア毛包炎
スポロトリクス	二形性	外傷	深部皮膚	スポロトリコーシス
カンジダ	二形性	口腔内，皮膚常在	表在性	口腔カンジダ症，カンジダ性口角炎，膣カンジダ症，食道カンジダ症
		腸管常在，カテーテル経由	深在性	カンジダ性肝膿瘍，カンジダ性眼内炎，カンジダ血症
クリプトコッカス	酵母型	外傷	深部皮膚	皮膚クリプトコッカス症
		大気中真菌の吸入	深在性	肺クリプトコッカス症，クリプトコッカス性脳髄膜炎
アスペルギルス	菌糸型	皮膚常在	表在性	アスペルギルス性外耳炎，角膜アスペルギルス症
		大気中真菌の吸入	深在性	肺アスペルギルス症，全身アスペルギルス症

二形性：環境の変化に応じて菌糸型と酵母型の間で発育形態を変える様式

態を変える真菌もあり，このような変化を「二形性」と呼ぶ。二形性真菌の大部分は25～30℃の培地では菌糸型，35～37℃の培地や生体内では酵母型で発育する。しかし，例外もあって，ほとんどのカンジダのように25～30℃の培地では主に酵母型，生体内では主に菌糸型をとるものもある。

2. 真菌の増殖様式

真菌の増殖について糸状菌を例に説明しよう。糸状菌では，菌糸のかたまりから球形の胞子が大量に放出されるが，胞子は分裂を停止し代謝活動もほとんどない休眠状態である。大気中を経て運ばれてきた胞子は定着した部位で発芽し，長い糸状の菌糸を伸ばして増殖し多細胞となる。菌糸は分岐しながら枝を伸ばして先端部で伸長する。このような形態は「真性菌糸」と呼ばれ，太さは一様である。

一方，酵母型真菌の増え方は異なる。酵母の細胞の一部が飛び出して元の細胞から離れる出芽という様式で増殖する場合がほとんどで，単細胞である。ところが，例えばカンジダのように，出芽した細胞がソーセージ状に連なり菌糸のように見えることがあり，「仮性菌糸」と呼ばれる。仮性菌糸ではくびれがあって太さは一様ではない。ほかに少数ではあるが，細菌と同じように 2 つに分裂することによって増える酵母型真菌もある。

真菌は植物由来の糖分等をエネルギーとして使って発育し，多くは発育に酸素を必要とする。腐敗した有機物を含む土壌や水等の環境中で，種々の消化酵素を出して分解し栄養を得ている。皮膚に感染する真菌は，皮膚表面の角質の主要成分であるケラチンをケラチナーゼという酵素で分解して栄養源としている。

3. 真菌の種類

真菌の種類は知られているだけでも 72,000 種といわれており，土壌中，水中や植物等に広く分布している。これよりはるかに多くの未知の菌種が存在するといわれており，合わせると真菌の菌種は 150 万種に及ぶと推定されている。

多くの真菌はヒトに有用であるが，一部の真菌は病気を引き起こすので「病原真菌」と呼ばれ，世界中で約400種，日本では約50種が記載されている。感染は皮膚，粘膜，気道等を通じて起こり，深い内臓臓器で病気を起こしたり，全身のいろいろな臓器に広がることもある。最近では高齢者の増加等に伴い，免疫力の低下したヒトが増えたため，統計的に真菌感染症（真菌症）が増加している。

4. 真菌症のいろいろ

真菌症は感染の部位，深さにより，表在性真菌症（表皮，毛髪，爪，口腔や外陰粘膜），深部皮膚真菌症（真皮，皮下組織），深在性真菌症（深部内臓臓器）に分けられる（図 9-2）。

次にそれぞれの代表的な真菌について説明する。同じ真菌でも感染状態や宿主の免疫状態によって，表在性の感染に止まったり，深部皮膚に病巣を作ったり，あるいは深部臓器に病巣を形成することがある。

（1）表在性真菌症

表在性真菌症は最も感染者数が多く，身近な真菌症である。皮膚糸状菌症が87%，皮膚粘膜カンジダ症が10%，マラセチア症が3%を占める。皮膚糸状菌（白癬菌）はヒトの皮膚や爪，毛髪に寄生する糸状菌の総称で，主なものとしてトリコフィトン属，ミクロスポルム属，エピデルモフィトン属が挙げられる。

皮膚糸状菌は皮膚に接触感染する。正常なバリア機能を持った角質に覆われている場合には感染せず，細かな傷があったり，湿って侵入しやすくなっていると胞子が付着して増殖を始める。胞子は通常土壌等に存在するが，日常生活では糸状菌に感染したヒトから落ちた角質が，浴室や着替え室の足拭きマット，タオル，衣類，履き物等に残り，これらが

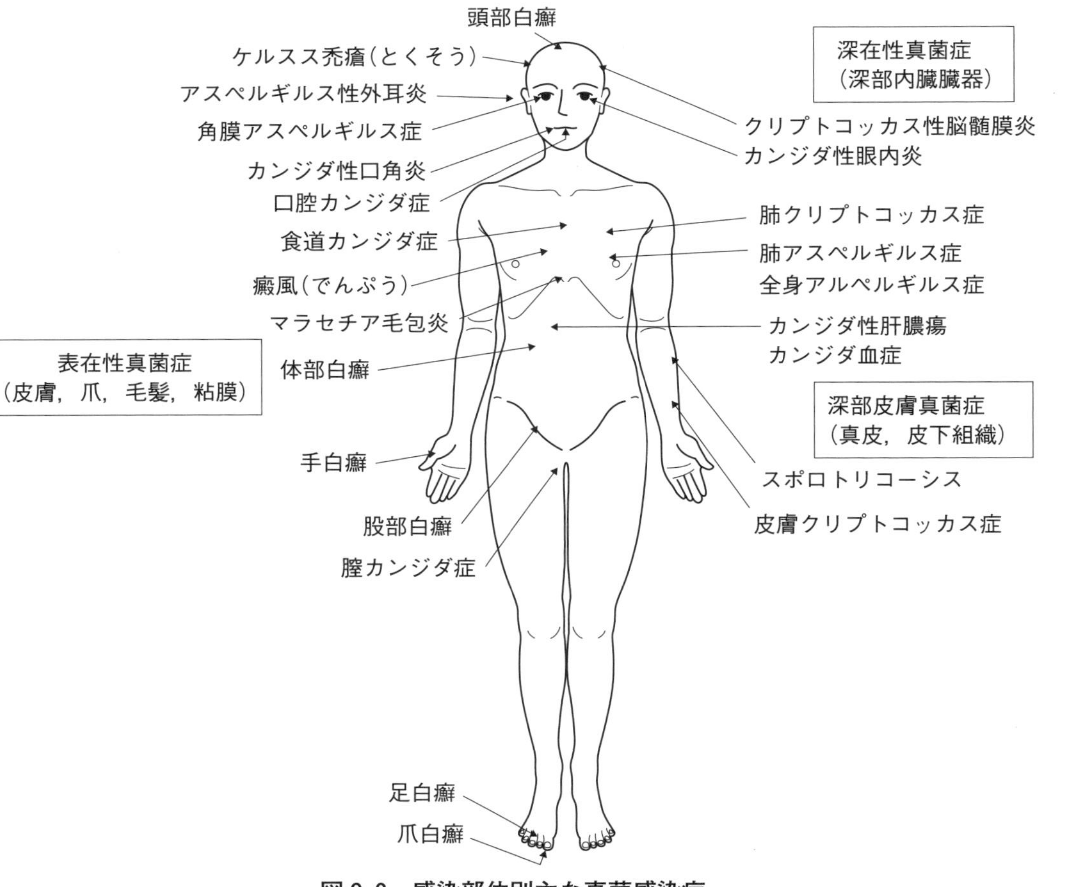

図 9-2　感染部位別主な真菌感染症

体表面に付着することによって感染する。感染した部位の皮膚とほかのヒトの皮膚との直接接触による感染もある。

爪真菌症は皮膚糸状菌による爪白癬が多いが，カンジダ等による爪病変もある。

(a) 最も身近な皮膚真菌症：白癬

白癬は症状の部位によって頭部白癬，体部白癬，股部白癬，手白癬，足白癬，爪白癬に分けられる。頭部白癬は「しらくも」，体部白癬は「たむし」，股部白癬は「いんきんたむし」，足白癬は「水虫」と昔からの俗名で呼ばれることもある。最も多い病型は足白癬で63%を占め，爪白癬34%，体部白癬7%，股部白癬4%（重複例あり）と続く。

その症状は，頭部白癬ではふけのようにかさかさしたり，毛が抜けやすくなったりする。頭部白癬の特殊型として，白癬菌による毛包の炎症が強く，頭に化膿した結節を生じるケルスス禿瘡（とくそう）がある。頭髪が抜けやすく，表面から膿（うみ）が出て痛いことが多い。

体部や股部白癬では皮膚がリング状に赤くなり，次第に周囲に広がるが，中心部では赤みが治まっていく。足白癬では足の指の間がじくじく浸軟したり赤くなったり，足底に小さな水ぶくれができる。この状態では痒いことが多い。一方，足底がかさかさになることもあるが，この状態では炎症はわずかで痒みもない。爪白癬では爪が白く濁って，厚くもろくなる。

ヒトに感染する皮膚糸状菌（白癬菌）のうちで多いのはトリコフィトン　ルブルム（*Trichophyton rubrum*），その次がトリコフィトン　インタージギターレ（*T. interdigitale*）である。

(b) 格闘技選手で広がる白癬（格闘家白癬）

2000年頃から，トリコフィトン属の一種であるトリコフィトン　トンズランス（*T. tonsurans*）の感染が柔道やレスリング等の格闘技の選手の間で広がっている。選手たちが競技で接触する際に，感染した角質や鱗屑（りんせつ）（かさかさのふけのような物）が相手選手の皮膚の小外傷部位に付着して感染する。感染は次々と拡大する。選手間の接触は頭，胸，顔，耳，上肢等の上半身に多いため，これらの部位にリング状の赤い皮疹が出たり，脱毛やふけを生じるが，痒みはほとんどない。

(c) 動物の白癬

ネコ，イヌ，ウシ，ウマなどの動物にも皮膚糸状菌は感染する。その一部はヒトにも感染する。例えばミクロスポルム　カニス（*Microsporum canis*）はネコやイヌ等のペットから感染する。頸，顔，頭，腕等ペットに接触する部位に一致してヒトに感染する。ミクロスポルム　ベルルコズム（*M. verrucosum*）は主にウシの皮膚から感染するので酪農家等のヒトの皮膚に症状が出る。いずれも体部ではリング状の赤い皮疹，頭ではふけや膿瘍を生じる。

(d) マラセチア症

マラセチア属は皮膚に常在する酵母型の真菌で，高温，発汗増加等の条件下で過剰に増殖すると皮膚に病変を作る。マラセチアは脂質に対する親和性が高く，皮膚の中で脂質の分泌の多い「脂漏（しろう）部位」（胸，上背部，頸部，頭皮）に多く分布する。

ヒトに寄生するマラセチアは10種類が知られており，その中でマラセチア　グロボーザ（*Malassezia globosa*）とマラセチア　リストリクタ（*M. restricta*）が主体である。症状は胸，背部，脇等に生じやすい。かさかさして淡い褐色，白色あるいは淡い紅色になる癜風（でんぷう）やニキビのような紅色丘疹や膿疱ができるマラセチア毛包炎が代表的な病気である。

ほかにマラセチアによって産生された遊離脂肪酸や炎症性サイトカインによって皮膚に炎症が起きて脂漏性皮膚炎（しろうせいひふえん）となることもある。脂漏性皮膚炎では頭皮でふけが多くなったり，鼻の周囲や眉毛部等が赤くなる。

健康なヒトでも起きるが，エイズのように免疫力が低下している状態では脂漏性皮膚炎を生じやすい。マラセチア由来の成分がアレルギーの原因となってアトピー性皮膚炎を悪化させることも知られている。

（2）深部皮膚真菌症（真皮，皮下組織）

皮膚の表面に感染する表在性真菌症と違って，皮膚の内部にまで達する真菌症である。スポロトリクス症が代表である。

(a) スポロトリクス症

スポロトリクスは温度により形態が異なる，代表的な温度依存性の二形性真菌である。皮膚の真皮や皮下組織で増殖して症状を現す。

大部分はスポロトリクス　グロボーザ（*Sporothrix globosa*）が原因菌で，普通は土壌等の環境に存在する。皮膚の傷から侵入してリンパ管に沿って，いくつも結節を形成したり，リンパ節が腫れたりする。免疫力が低下したヒトでは全身に広がることもある。

（3）深在性真菌症（深部内臓臓器）

全身あるいはいろいろな臓器に広がる真菌症で，肺，肝臓，腎臓，脳等の深部内臓臓器に感染し，重症化しやすい。多くの場合，免疫力の低下した状態，例えば元々の疾患のためにステロイド薬や免疫抑制薬を使い続けている場合やエイズの患者で発症する。治療薬が少なく，一度感染すると治療が難しいのが現状である。

口腔内等に常在するカンジダ　アルビカンス（*Candida albicans*），土壌やトリの糞等に広く分布するクリプトコッカス　ネオフォルマンス（*Cryptococcus neoformans*），土壌や植物等自然環境に広く生息し，大量の胞子を空気中に飛散させているアスペルギルス　フミガトス（*Aspergillus fumigatus*）が代表で，これらがわが国の三大深在性真菌症である。

(a) カンジダ症

カンジダは皮膚，口腔粘膜，膣内，腸管等に常在する。皮膚では特に口周辺，陰部，股部等に多い。粘膜で増殖すると白い苔のかたまりのようなコロニーとしてみることができる。宿主の免疫抑制状態によって症状を生じ，さらに全身に感染が拡大することもある。カンジダ症は表在性感染の場合と深在性の真菌症を引き起こす場合がある。

表在性は，皮膚や粘膜に感染する皮膚粘膜カンジダ症である。口腔カンジダ症やカンジダ性口角炎，カンジダ性間擦疹，カンジダ性指間びらん症は比較的健康なヒトでも疲労時や体調不良時に起こることがある。水仕事や調理等に長時間係る場合には爪の周囲が紅く腫れるカンジダ性爪囲炎や爪カンジダ症を生じることがある。しかし，食道カンジダ症は健康なヒトでは普通起こらず，エイズのような全身の免疫力の低下した状態で発症し，症状として胸やけや飲み込む際の違和感がある。

深在性カンジダ症は，肝臓，腎臓，脳神経，眼球に感染したり，血液中にカンジダが侵入してカンジダ血症を起こす。深在性カンジダ症は悪性腫瘍や免疫力の低下状態等が基礎にあることが多く，長期留置した血管内カテーテル等からの感染が直接の誘因となる。元々の疾患の重篤な場合には死亡率が高くなる。眼内炎では視力障害や霧視が起こり，手術が必要となることもあり，失明の危険もある。

(b) クリプトコッカス

クリプトコッカスは酵母型の真菌で，健康なヒトでも外傷等により深部皮膚に結節等の皮膚症状を起こすことがある。クリプトコッカスはトリの糞，特にハトの糞から大気中に放出される。免疫力の低下した状態ではその真菌が肺で増殖し，肺クリプトコッカス症やクリプトコッカス性脳脊髄膜炎を起こす。さらに全身臓器にも症状を現す。

(c) アスペルギルス

アスペルギルスは糸状菌の一つで，土壌や植物等の自然環境に生息するほか，室内にも生息して，大量の胞子を作り，空気中に飛散する。表在性にはアスペルギルス性外耳炎や角膜アスペルギルス症を引き起こし，空気中の胞子を吸入することによって深在性の肺アスペルギルス症を生じる。また，血中に入って血栓を形成したり，脳や心臓等全身の臓器に広がることもある。免疫力の低下したヒトに発症することが多いが，中には健康なヒトでも発症する。

5. 真菌によるアレルギー疾患

真菌は感染によって真菌症を起こすだけでなく，アレルギー性疾患を引き起こす点は重要である。空気中のアスペルギルス胞子を吸入することにより気管支喘息等のアレルギー症状を生じることがよく知られている。アスペルギルスだけでなくアルテルナリア，クラドスポリウム，ペニシリウム，マラセチアでも気管支喘息やアレルギー性鼻炎の原因となるアレルゲンタンパクが同定されている。カンジダやトリコフィトンも同様にアレルギー疾患の原因となる。

6. 真菌症の検査

真菌に感染した皮膚の角質や膿汁，喀痰，髄液等を採取して，顕微鏡で観察し真菌の菌糸や胞子を見つける。角質の標本では10%水酸化カリウム液を1滴たらして10～15分置くと角質細胞が溶解して真菌をはっきり見分けられる。この方法は外来で簡単に行うことができ，診断に非常に有用な検査法である。

角質や膿汁等の材料をサブロー寒天培地等で培養することで同定もできるが，培地で増殖するのに5～14日を要する。一部の真菌では質量分析装置で菌種を同定することもできるようになった。

7. 真菌症の治療

真菌は真核生物でその構造はヒトも含めた動物に近い。理想の抗真菌薬はヒトの細胞には影響を与えず，真菌のみを破壊するものである。真菌の細胞の最も外層にある細胞壁はヒトにはないので細胞壁の成分をターゲットにしたり，真菌の細胞膜で含まれるエルゴステロールもヒトにはないのでこれを障害する薬が使われる。

注射薬，内服薬，外用薬（軟膏，クリーム，ゲル，液，膣錠，点眼薬）が用いられ，感染巣の真菌に薬物が届きやすくなるよう工夫されている。しかし，細胞壁は強固な構造で薬剤の浸透が悪い。

深在性真菌症の場合，注射薬による全身治療が行われるが，副作用が多く，しかも薬剤の種類が少ないため，他剤に変更が難しいことが多い点が問題である。

8. どうしたら真菌症を予防できるか

病原真菌に対するワクチンは現在のところ存在しない。表在性の白癬菌やカンジダによる感染症を予防するには皮膚表面や粘膜をとにかく清潔に保つことである。できるだけ毎日入浴し，石鹸で洗って感染した角質を除去する。湿潤環境になりやすい風呂場の足マットやタオルをこまめに洗濯し，また他人とのスリッパの共有も避けるべきである。この観点から，現在では来院時にスリッパに履き替える医療機関は少なくなっている。スリッパを使用後に滅菌して再使用している施設もある。

土壌や汚染水が皮膚に付着した場合には，付着した真菌を石鹸で洗い流すことが重要である。外傷部位が真菌に汚染された可能性があると気づいた場合には早めの対処が望まれる。

医療現場では血管内カテーテル等の医療機器，リネンを介しての真菌感染の蔓延を避ける努力が重要である。

コラム1：真菌の分類について

以前は培養所見を主体にして真菌を同定して分類していたが，最近では分子生物学的な系統分析によって正確に分類するようになった。

その結果，例えばスポロトリクス属について，大部分がスポロトリクス　シェンキー（*Sporothrix schenkii*）とされていたが，最近ではスポロトリクス　グロボーザ（*S. globosa*）がほとんどであることが分かった。

マラセチアもマラセチア　フルフル（*Malassezia furfur*）が原因のほとんどとされていたが，現在ではマラセチア　グロボーザ（*M. globosa*）とマラセチア　リストリクタ（*M. restricta*）が主体と考えられている。

また，ニューモシスチス肺炎の原因微生物はこれまでニューモシスチス　カリニという原虫と考えられていたが，最近の分子遺伝学的研究からニューモシスチス　イロベチイ（*Pneumocystis jirovecii*）という真菌であることが明らかになった。

コラム2：日和見（ひよりみ）感染

日和見感染とは，健康なヒトでは問題とならないような弱毒な病原体が，免疫力の低下したヒトに感染して症状を引き起こすことをいう。病原体は，細菌，ウイルス，真菌等多岐にわたる。真菌ではカンジダ，クリプトコッカス，アスペルギルス，ニューモシスチス　イロベチイ等が例に挙がる。

免疫力の低下は白血病やがん，糖尿病，エイズ，臓器移植後等で起き，またステロイドや免疫抑制薬等の薬剤使用によっても起こる。先天的に免疫機能が低下する病気では日和見感染を繰り返す。免疫力の低下した状態である場合には，よく自覚してできるだけ感染を避けるよう注意する必要がある。

参考文献

1）望月　隆ほか：日本皮膚科学会皮膚真菌症診療ガイドライン 2019，日本皮膚科学会雑誌 129：2639-2673，2019
2）山口英世：病原真菌と真菌症，第 4 版（南山堂，2007 年）
3）吉田眞一，齋藤光正著：系統看護学講座　専門基礎分野，疾病のなりたちと回復の促進 4　微生物学（医学書院，2022 年）
4）本田武司編：はじめの一歩のイラスト感染症・微生物学（羊土社，2011 年）

練習問題

問題 1　真菌は自然界に広く分布しているが，中には真菌感染症を起こす場合がある。発症に至る生体側の要因について考えてみよう。

問題 2　格闘競技選手でトリコフィトン トンズランス感染がわかると感染者は治療を受けている。にもかかわらず，トリコフィトン トンズランス感染症は競技選手全体としてはなかなか終息しない。終息させるための方策を考えてみよう。

問題 3　日和見感染を起こす病原真菌を 3 つ挙げてみよう。

解答

問題1

多くの真菌感染症は健康なヒトでは発症しないか軽症に終わる。しかし，免疫力の低下した状態では発症する。免疫力の低下には白血病やエイズ等の疾患，ステロイドや免疫抑制薬による治療等の全身的要因が挙がる。

そのほかに，局所的に細かな傷が皮膚にできていたり，皮膚表面が浸軟して容易に真菌が侵入しやすい状態になっていることも発症要因である。

問題2

格闘技では練習や試合で激しく衝突するため皮膚表面に傷ができやすい。一人の選手が感染すると一緒に練習するチームメイトや対戦相手に感染が拡大しやすい。そこで練習前や試合前に皮膚をチェックし，皮疹のある選手は治療を優先するよう徹底することが重要である。

また，ヘアブラシを用いた真菌培養（ヘアブラシ法）が頭部の白癬菌検出のためのスクリーニングとして有用である。この方法を活用するよう周知することも大切である。

問題3

カンジダ，クリプトコッカス，アスペルギルス，ニューモシスチス等

10　寄生虫感染症

中村（内山）ふくみ

《目標＆ポイント》
寄生虫感染症は過去のものではなく，現代においても日本を含む世界に広く分布する感染症であることを知る。感染症を起こす病原体の一つとして寄生虫の特性を知り，生活の中に潜む寄生虫感染のリスクを理解する。寄生虫感染症の診断アプローチを知る。

《キーワード》 原虫，線虫，吸虫，条虫，土壌媒介性寄生虫感染症，輸入感染症，食品媒介寄生虫感染症，性行為寄生虫感染症，免疫不全，幼虫移行症，糞便検査，遺伝子検査，免疫診断

1. はじめに

三日熱マラリア，回虫症・鉤虫症，フィラリア症，日本住血吸虫症，これらは衛生環境の改善や行政による集団検査，集団治療によって日本から撲滅された寄生虫感染症である。現在の日本から寄生虫症がなくなってしまったわけではなく，感染症法に定められている寄生虫症はエキノコックス症，赤痢アメーバ症，マラリア，ジアルジア症，クリプトスポリジウム症の５つ，食品衛生法で食中毒事件票の病因種別に具体的に示されている寄生虫はクドア，サルコシスティス，アニサキスの３つである。法律で定められた寄生虫感染症の実数を知ることは難しいが，最近の日本における寄生虫感染症を感染経路から分類すると実に多様な寄生虫症が存在することが分かる（表 10-1）。回虫症，鉤虫症といった土

表 10-1　感染経路から分類した寄生虫感染症

分類	代表的な寄生虫感染症	関連事項
土壌媒介性	回虫症，鉤虫症，鞭虫症	流行地からの移住者に感染が見られる
輸入感染症	マラリア **有鉤囊虫症** **単包虫症**	海外流行地での感染
食品・水系媒介性	生鮮魚介類を介するもの	
	アニサキス症 日本海裂頭条虫症 **旋尾線虫症** **顎口虫症*** 横川吸虫症 クドア感染症	サバ，イカ，タラ，サンマ等 サケ，サクラマス ホタルイカ 淡水魚，マムシ等 アユ 魚介類
	肉を介するもの	
	肺吸虫症* **トキソカラ症*** 無鉤条虫症* **旋毛虫症*** **マンソン孤虫症** サルコシスティス感染症	イノシシ肉，シカ肉，モクズガニ，サワガニ 牛・トリ肝，トリ肉 牛肉 クマ肉，豚肉等 トリ肉，マムシ，カエル 馬肉，シカ肉，牛肉，豚肉
	飲料水，野菜，果実等を介するもの	
	クリプトスポリジウム症* ジアルジア症* 赤痢アメーバ症* サイクロスポーラ症 シストイソスポーラ症 **肝蛭症***	オーシストで汚染された水 シストで汚染された水 シストで汚染された水 オーシストで汚染された水 オーシストで汚染された水 セリ，ミョウガ，クレソン，牛肝
性行為感染	赤痢アメーバ症*	シストの糞口感染（fecal-oral sex）
免疫不全者の寄生虫疾患	糞線虫症* **トキソプラズマ脳炎** クリプトスポリジウム症*	奄美・沖縄居住歴，ATL で重症化 AIDS 患者 HIV/AIDS 患者で重症化

太字：人獣共通感染症，＊：海外流行地で感染する可能性あり

壌媒介性寄生虫症は流行地からの来日者に，またマラリア，有鉤嚢虫症（ゆうこうのうちゅう）も輸入感染症として日本人・外国人患者に遭遇することがある。新鮮な食材を加熱せずに食べるという日本人の食文化に関連したアニサキス症，日本海裂頭条虫症，肺吸虫症等，食品媒介性寄生虫症が主要な寄生虫症である。トキソプラズマ症や糞線虫症は免疫不全に関連した寄生虫症として，また赤痢アメーバ症は性行為感染症の一つとして知られている。

2. 寄生虫感染症を理解するために

（1）寄生虫とは

寄生虫は真核生物に分類される。単細胞の原虫は顕微鏡で観察しなければ見えない数 μm のサイズから，多細胞の蠕虫（ぜんちゅう）（条虫に属する日本海裂頭条虫）では 10 m に及ぶ肉眼で観察できるサイズの寄生虫が存在する。

寄生虫が生存するために必ずほかの生物（宿主）に依存し，発育段階ごとに特有の宿主に感染して発育を続ける。寄生虫が有性生殖を行う宿主を終宿主，無性生殖を行う宿主や幼虫を宿す宿主を中間宿主という。ヒトは終宿主にも中間宿主にもなり得るが，ヒトへ侵入する（感染性を持つ）発育段階と侵入経路（感染経路）は限定されている。また中間宿主と終宿主の間に介在する宿主を待機宿主と呼び，寄生虫が生活環を維持する上で不可欠ではないがヒトへ感染する際のリザーバーの役割を果たすことがある。

また宿主の体内でも寄生虫が好む臓器（寄生臓器）が決まっていて，そこに到達する移行経路が知られている。寄生虫感染症の症状を理解するには，ヒト体内での寄生虫の移行経路と寄生臓器を知っておくことが重要である。

（2）幼虫移行症とは

寄生虫と宿主の間で決まっている相互関係，その解明こそが寄生虫学研究の根本である。ある寄生虫はある限られた宿主にしか寄生しない関係（宿主特異性）や宿主の決まった臓器のみで発育するといった現象である。ある寄生虫に適した終宿主や中間宿主を固有宿主と言い，ある寄生虫が宿主に侵入できないか，侵入できても増殖したり，成虫に発育することができない場合の宿主を非固有宿主という。非固有宿主に侵入した場合に幼虫のままで長期間生存し，宿主体内を移行して宿主に病害を与えることがある。これを幼虫移行症と呼び，アニサキス，トキソカラ，顎口虫（がっこうちゅう），肝蛭（かんてつ）等が原因として知られている。

（3）寄生虫の分類

原虫とは運動性のある従属栄養の動物性単細胞真核生物と定義される。単細胞によって生存のために必要なすべての機能（摂食，運動，代謝，生殖等）を行っている。寄生虫感染症を理解するには形態から4つのグループに大別するとよい。1つ目は偽足を出して運動するもので赤痢アメーバがよく知られている。2つ目は1本ないし数本の鞭毛を有する鞭毛虫類でトリパノソーマやリーシュマニアが属する。3つ目は有性・無性生殖を行う胞子虫類でサイクロスポーラ，トキソプラズマ原虫，マラリア原虫等が，4つ目に多数の繊毛を持つ有毛虫類で大腸バランチジウムが属する。

蠕虫は単細胞の原虫に対し多細胞の寄生虫を示す名称として用いられている。蠕虫には線状（円柱状）で細長い線虫，2個の吸盤を持つ吸虫と真田ヒモのような外観の条虫に分類される。条虫の体は頭節，頸部，未熟体節，成熟体節および受胎体節からなり，体節の数が多いものが真田ヒモ様の外観を呈する。エキノコックス（単包条虫と多包条虫）は体節の数が少なく真田ヒモ様に見えないが，形態学上は条虫の特徴を備えている。

（4）寄生虫のヒトへの感染経路

繰り返しになるがヒトへ侵入する（感染性を持つ）寄生虫の発育段階と侵入経路（感染経路）は限定されており，これ以外ではヒトに侵入できず感染が成立しない。

(a) 経口感染

感染性を持つ発育段階の寄生虫が口から入り，消化管を通って侵入する。寄生虫の感染性を持つ発育段階は，例として，回虫では幼虫包蔵卵，肺吸虫や日本海裂頭条虫では幼虫（それぞれメタセルカリア，プレロセルコイドと呼ばれる），赤痢アメーバやジアルジアではシスト，クリプトスポリジウムではオーシストである。

(b) 経皮感染

感染性を持つ幼虫が皮膚から侵入する経路である。糞線虫や鉤虫（こうちゅう）のフィラリア型幼虫は土壌に潜み，住血吸虫のセルカリアは水中でヒトの皮膚から侵入し，侵入局所に皮膚炎を生じる。

(c) 経胎盤感染

先天性トキソプラズマ症に関連する感染経路である。妊婦がネコの糞便中に含まれるトキソプラズマ原虫のオーシストや本虫に感染した中間宿主（ブタ，ヒツジ，ウマ，ウシ等）の筋肉（緩増虫体：ブラディゾイトを有するシストが含まれる）を生あるいは調理不完全な状態で経口摂取し初感染すると，本虫は急増虫体（タキゾイト）に変化し，胎盤を経由して胎児に感染が成立することがある。

3. 感染経路から分類した寄生虫感染症の解説

（1）土壌媒介寄生虫感染症

表10-1に示す回虫症，鉤虫症，鞭虫（べんちゅう）症を指す。いずれの寄生虫も衛生環境の整わない地域に分布し，腸管に寄生した成虫が生み出した虫卵が土壌を汚染し感染の温床となる。流行地から来日した外国人，流行地に居住歴や滞在歴のある日本人，在日外国人の患者に遭遇することがある。図10-1はフィリピンで生まれ1歳まで過ごした3歳男児の便から検出された回虫卵と鞭虫卵である。急性腹症としてまれに診ることもあり，総胆管に回虫が迷入した中国人例[1)]や母国であるフィリピンを毎年訪問し，回虫によるイレウスを起こした6歳男児の症例が報告[2)]されている。また鉤虫の中でもセイロン鉤虫は渡航者の感染に注意が必要であるとの報告[3)]がある。

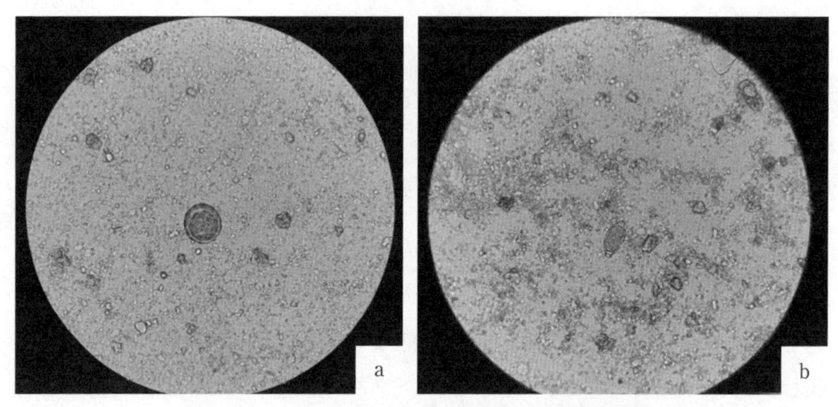

図10-1　便から検出された回虫卵と鞭虫卵

フィリピンで生まれ，1歳まで生活していた3歳男児。排便時にミミズのようなものが出てきたと来院。ムシはトイレに流してしまったが，糞便検査で回虫卵（a）と鞭虫卵（b）が検出された。

(2) 輸入寄生虫感染症

日本に常在しない寄生虫感染症としてマラリア，有鉤嚢虫症，単包虫症が代表的である。前述の土壌媒介寄生虫感染症も輸入感染症と捉えられる。日本に常在するが海外で感染して持ち込まれる寄生虫感染症として腸管原虫症（クリプトスポリジウム症，赤痢アメーバ症，ジアルジア症，サイクロスポーラ症，シストイソスポーラ症），糞線虫症，肝蛭症，トキソカラ症等もあり，これらは後述する。

これらの中で最も重要な寄生虫感染症はマラリアである。「適切に診断，治療されれば治る病気」であるが，その診断は難しく治療の遅れは致命的となる[4)]。理由は年間40〜60例（COVID-19流行中は20例程度）と患者が少ないこと，マラリアに特異的な症状はなく発熱，頭痛，悪寒，衰弱，筋肉痛，下痢・腹痛等を訴え患者の全身状態も比較的良いため「ウイルス感染症」や「風邪」と誤診されること，渡航歴を聴取しなければ鑑別診断に挙がることがないこと，医療者と患者のいずれにもマラリアの知識が不足していること等である。

(3) 食品・水系媒介寄生虫感染症

国内で遭遇する寄生虫感染症のほとんどは，食品・水系媒介寄生虫感染症に分類されるものである。原因食材は「ゲテモノ」と称されることが多いが，ここではそのようには記載しない。確かにマムシや獣肉（クマ肉，イノシシ肉，シカ肉，馬肉等）を興味本位で摂取することもあるかも知れないが，多くは郷土料理として振る舞われたり，食文化として受け入れられていたり，また食べるヒトなりの理由があって摂取されていることがほとんどである。ほかの食中毒と同様に「変なものを食べませんでしたか？」という問診では寄生虫感染症の正しい診断はできないのである。

(a) 生鮮魚介類を介するもの

①アニサキス症

最も有名である。アニサキスの食中毒発生事件数は2019年から第1位を占めている。アニサキス亜科に属する線虫の幼虫による感染症の総称である。サバ，イカ，タラ，サンマ等の海産魚類を生食して感染する。感染源の摂取後，数時間～十数時間で急激な腹痛・吐気・嘔吐を起こす胃アニサキス症が多く，まれに小腸へ達して腸閉塞を起こすこともある。

②日本海裂頭条虫症

アニサキスについで臨床現場でよく診る寄生虫感染症である。サケ，サクラマスの生食により感染する。患者のほとんどは「排便後に肛門からひも状のものがぶら下がっており，引っ張ったら切れた」という主訴で受診する。

③旋尾線虫症

ホタルイカに寄生する旋尾線虫X型幼虫による感染症である。患者の発生はホタルイカの漁期（3～6月）から8月にかけて，中でも4，5月に多い。ホタルイカの摂取後，数時間から数日以内に腸閉塞を，摂取から2週間前後で皮膚線状爬行疹（creeping eruption）を発症する。予防のため，ホタルイカの生食を行う場合には不活化処理を行うよう各都道府県に通達された。しかし，最近も都内のスーパーで購入したホタルイカを感染源とする旋尾線虫症を経験した（図10-2）。

④顎口虫症（がっこうちゅう）

皮膚の症状（creeping eruptionや移動性皮下腫脹）が出る寄生虫感染症である。国内感染だけでなく輸入症例の報告もある。ヤマメ，ブルーギル，ライギョ，ドジョウ等の淡水魚が主な感染源である。最近，青森県で顎口虫症が多発し，原因食材はシラウオと考えられている。日本ではマムシの生食による感染事例がある。

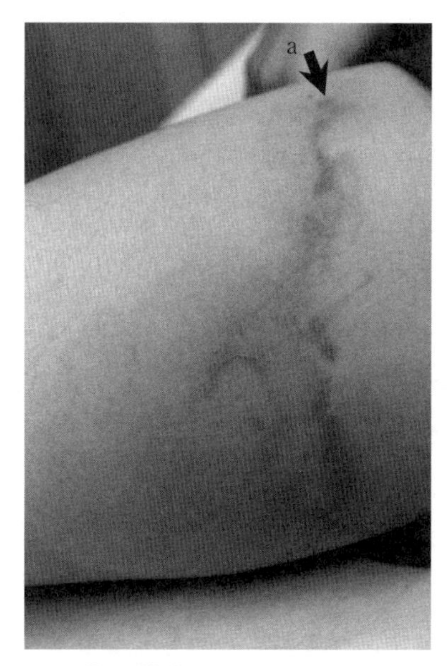

図 10-2　旋尾線虫による creeping eruption
a. の部位に紅斑が出現し，3 日間で図のように皮疹が拡大した。

⑤横川吸虫症

アユ，シラウオ，コイ，フナ，ウグイ，オイカワ，タナゴ等の淡水魚が主な感染源である。「背ごし」（生のアユやフナの内臓を取って骨つきのまま薄切りにし酢味噌で食べる）等の生食や不完全調理でウロコの下に潜む感染幼虫（メタセルカリア）を経口摂取することによる。少数寄生の場合は無症状であるが，多数寄生した場合には吸収障害とひどい下痢によりタンパク漏出性胃腸症を呈することもある。

⑥クドア（クドア・セプテンプンクタータ）[5)]

2011 年に新規食中毒原因物質として通知された病原体である[5)]。当初，養殖ヒラメから分離されたが，最近ではウマズラハギから検出されたという報告がある。また他の魚種に寄生するクドアの別種が食中毒に関連する可能性が示唆されている。潜伏期間は平均5時間で，症状は下痢が最も多く，ついで嘔吐の順であり，腹痛や発熱を伴うこともある。症状は24時間以内に治まり予後は良好である。

(b) 肉を介するもの

①肺吸虫症[6)]

肺吸虫は日本を含む世界的に広く分布する寄生虫である。感染源となる淡水産のカニを食材として用いる地域と一致し，食文化と密接に結びついた寄生虫感染症である。日本ではイノシシ肉やシカ肉から感染する日本人症例が多いことから肉を介するものに分類した。肺吸虫流行地から来日した外国人の患者では，感染源は淡水産のカニが多い。

肺吸虫症の症状は咳，痰，胸痛等の呼吸器症状が主であるが，症状がまったくなく検診のレントゲンで異常陰影を指摘される患者も存在する。

②トキソカラ症[6)]

トキソカラ属の回虫（イヌ回虫あるいはネコ回虫）による寄生虫感染症である。感染性を持つ幼虫包蔵卵の経口摂取と，感染動物（ウシ，ニワトリ）の肝臓や筋肉にとどまった幼虫の経口摂取によりヒトへ感染するが，後者が主たる感染経路である。日本では生食用牛肝臓の提供が禁止されているが，韓国やタイでは規制がなくレバ刺しを食べることができるため海外で感染したと推定される事例が報告されている。

トキソカラ症は肺や肝臓に病変が見られるが，症状がないことも多い。胸部異常陰影や肝小結節影と末梢血好酸球増多で疑われ，診断されることが多い。

③無鉤条虫症[7)]

無鉤条虫は beef tapeworm と呼ばれ，生の牛肉が感染源である。患者の 90%以上が海外での感染であり国内感染はまれである。日本海裂頭条虫症と同様，患者の主訴は片節の排出であるが，片節は連なることなく排出され活発に運動する。

④旋毛虫症[8)]

2016 年に国内で 35 年ぶりに発生した旋毛虫症は，北海道で捕獲された野生のクマ肉の摂取が原因であった。旋毛虫はクマ以外にもさまざまな動物に感染し，旋毛虫種も複数存在する。日本人が渡航先で野生動物の肉（クマ肉，ワニ肉，シマウマの肉，ダチョウの肉）を食べて感染した例や台湾でスッポンの肉，肝，血，腸の生食により感染した例も報告されている。

旋毛虫症の症状は感染初期には悪心，腹痛，下痢等の消化器症状が出現し，病期が進行すると幼虫の筋肉移行に伴う発熱，発疹，筋肉痛，眼瞼浮腫などが現れる。

⑤マンソン孤虫症[9)]

マンソン裂頭条虫の幼虫による寄生虫感染症である。ヒトへの感染は幼虫を有するケンミジンコを水とともに摂取すること，あるいは幼虫に感染したヘビ・カエル・トリ等の生食による。皮膚病変が見られ遊走性限局性皮膚腫脹または移動性皮下腫瘤として現れる。まれに胸腔や中枢神経等思いがけない部位へ迷入することもある。

⑥サルコシスティス感染症[5)]

クドア食中毒と同様に一過性の下痢，嘔吐症状が出現するサルコシスティス（フェイヤー住肉胞子虫：*Sarcocystis fayeri*）による食中毒である。感染源は馬肉である。別種のサルコシスティスによる事例が報告されており，感染源はシカ肉や牛肉，豚肉をタルタルステーキやレアステーキで食したことと推測されている。

(c) 飲料水，野菜，果実等を介するもの

①腸管原虫症[10)]

表 10-1 に示したもののうちクリプトスポリジウム症，ジアルジア症，赤痢アメーバ症が代表的である。赤痢アメーバ症は（4）性行為感染寄生虫感染症で述べる。

ジアルジア症は 2 週間以上続く水様性下痢が主症状である。シストで汚染された飲料水だけでなくシストキャリアが調理したサーモンやフルーツサラダからの感染事例，環境中で汚染されたレタス・オニオン・トマト等の生野菜から感染した例がある。日本国内では年間 70 件前後が報告され，6 割程度が海外での感染と推定されている。世界中に広く分布するが，南アジア，東南アジア，北アフリカ，カリブ海，南アメリカ等の衛生状態が悪い低所得国でのリスクが高い。

クリプトスポリジウム症は *Cryptosporidium hominis* によるヒト-ヒト感染と *C. parvum* による人獣共通感染が 95% 以上を占める。オーシストで汚染された水や食品を介して経口感染するほか，感染した動物（主にウシ）から伝播した事例（牧場体験後の集団発生や獣医学部学生の農場実習後）の報告がある。

主要症状は水様性下痢で，発熱，腹痛，嘔気，嘔吐，関節痛を伴うこともある。健常者では 2～3 週以内に自然経過で治癒するが，免疫不全者，特に AIDS 患者では難治性の重症下痢による脱水で死に至ることもある。

②肝蛭症[11)]

肝蛭はウシやヒツジの胆管内に寄生する大型の吸虫である。世界に広く分布し畜産が盛んな欧州やオーストラリアで症例が多く，日本では国内感染と輸入症例が散発的に報告されている。ヒトは感染幼虫（メタセルカリア）が付着したセリ，ミョウガ，クレソン等の水生植物を経口摂

取することで感染する。ヒト体内で幼虫は消化管から腹腔内へ，さらに肝臓表面から肝実質を移行して胆管へ到達する。肝蛭の肝臓移行中に発熱，心窩部痛等の症状が出現する。血液検査で著明な好酸球増多が見られ，腹部画像所見では肝膿瘍として捉えられる。

（4）性行為感染寄生虫感染症

赤痢アメーバ症[12)]は，日本では男性同性愛者の同性間性的接触による感染が最も多い。肛門性交によりシストを経口摂取することで感染が成立する（糞口感染ともいう）。感染者のうち5～10％が腸炎を発症し，下痢，しぶり腹が主要症状である。イチゴゼリー状の粘血便は必ずしも伴わない。腸管外病変では肝膿瘍が最も多く，発熱，右季肋部痛等の症状が見られる。アメーバ赤痢の患者を診断したらHIV感染症の有無についても注意する。

（5）免疫不全者の寄生虫感染症

代表的なものは表10-1に示した糞線虫症，トキソプラズマ脳炎，クリプトスポリジウム症である。

①糞線虫症[13)]

マラリアと同じく診断の遅れが致命的となる寄生虫感染症である。糞線虫はヒト体内で自家感染によって保虫状態が続くが，宿主の免疫力が正常であれば寄生数が抑えられるため問題になることはほとんどない。しかし成人T細胞性白血病ウイルス（HTLV-1）感染者や免疫抑制剤，抗癌剤を使用している等，細胞性免疫が低下した患者では，自家感染に拍車がかかり糞線虫の寄生数が著明に増加して過剰感染症候群や播種性糞線虫症を起こし，その死亡率は85～100％との報告がある。

②トキソプラズマ脳炎[14)]

ヒトは終宿主であるネコの糞便中に排出されたオーシストの経口摂取，またはトキソプラズマ原虫に感染した中間宿主動物（ブタ，ヒツジ，ウシ，ニワトリ，ウマ）の生肉・不完全調理肉を摂取することでトキソプラズマ原虫に感染する。健常者ではトキソプラズマ原虫に感染しても大多数は無症状で経過し，症状が出現するのは約10～20％である。ヒトに感染したトキソプラズマ原虫は，免疫応答により増殖が抑えられ親和性臓器（脳・眼・骨格筋・心臓・肺）でシストを形成して潜伏感染する。AIDS患者，悪性リンパ腫，臓器移植患者，免疫抑制剤を投与されている患者では細胞性免疫の低下により，トキソプラズマ原虫が再活性化し脳炎や網脈絡膜炎を起こす。

4. 寄生虫感染症の診断[15)]

ここまでは生活の中に潜む寄生虫感染のリスクをわかりやすく説明するため，感染経路から分類して解説した。ここからは医療者がどんな時に寄生虫感染症を疑い，検査，診断を進めていくか簡単に解説したい。

（1）容易に寄生虫感染症と考えられる場面

寄生虫がヒトの体から出てきた場合や移動性の皮膚病変は寄生虫感染症を第一に疑う場面である。

①寄生虫が出てきた

排便時や便に混じっていて気づかれることが多いのは回虫，蟯虫，日本海裂頭条虫，無鉤条虫である。ほか胃カメラや大腸カメラ（上部下部内視鏡）検査で確認されることがある寄生虫はアニサキス，鉤虫，鞭虫，蟯虫である。

②移動性の皮膚病変がある

図 10-2 の皮膚爬行疹（creeping eruption）は旋尾線虫による病変であるが，ほかに顎口虫，動物由来の鉤虫が原因のこともある。比較的サイズの大きい肺吸虫やマンソン孤虫，あるいは顎口虫，旋尾線虫でも皮膚の深部を移動すると移動性の紅斑や出現・消失を繰り返す紅斑として病変が現れる。表 10-2 に皮膚の症状が見られる寄生虫感染症をまとめた。

（2）ほかの病気と見分けなければならない寄生虫感染症

例えば発熱と右上腹部の痛みを訴えて受診した患者に腹部エコーで肝臓に異常（膿瘍）が見つかったとしたら，多くの医師は細菌性肝膿瘍か悪性腫瘍をまず考える。しかし患者が若い男性であれば赤痢アメーバ肝膿瘍が，また血液検査で好酸球という成分が増えていて，東南アジア渡航歴があり，現地でクレソンを摂取したという情報があれば肝蛭症といった寄生虫感染症を考えなければならない。ほかの病気と見分けなければならない寄生虫感染症の診断に必要なことは，問題となる臓器がどこか，その臓器に移行・寄生する寄生虫は何かを具体的に種名を列挙することである。具体的な寄生虫名が分かれば関連する食歴，渡航歴，生活歴で寄生虫感染症らしさを確認し，検査，診断，治療へと進むことができる。

表 10-3～6 に問題となる臓器と症状，考えられる寄生虫症と関連事項についてまとめた。

（3）寄生虫感染症の検査（表 10-7）

寄生虫感染症の検査といえば検便や蟯虫検査のセロハンテープを思い出す方が多いかも知れない。小腸や大腸に成虫が寄生する寄生虫では適切な検査である。このように原因となる寄生虫が検出されれば寄生虫感

表 10-2　皮膚の症状が見られる寄生虫感染症のまとめ（問題となる臓器：皮膚）

症状	考えられる寄生虫	患者背景，聴取事項，所見	検査
線状爬行疹	イヌ鉤虫，ブラジル鉤虫等 動物由来の鉤虫	海外渡航歴，流行地からの移住者 現地での活動歴 末梢血好酸球増多	皮膚生検
線状爬行疹または 移動性皮下腫瘤	旋尾線虫	発症の時期（3～8 月，特に 4，5 月） 食歴（ホタルイカ） 末梢血好酸球増多	免疫診断 皮膚生検
	顎口虫	食歴 （ヤマメ，ドジョウ，ライギョ，テラピア，マムシ） 海外渡航歴，流行地からの移住者 末梢血好酸球増多	免疫診断 皮膚生検
移動性皮下腫瘤	マンソン孤虫	食歴（地鶏，カエル，マムシ） 海外渡航歴，流行地からの移住者 末梢血好酸球増多	免疫診断 皮膚生検
	肺吸虫	食歴（モクズガニ，上海ガニ，イノシシ，シカ） 海外渡航歴，流行地からの移住者 末梢血好酸球増多	免疫診断 皮膚生検

表 10-3　長引く下痢が見られる寄生虫感染症のまとめ（問題となる臓器：小腸，大腸）

考えられる寄生虫		患者背景，聴取事項，所見	検査
原虫	ランブル鞭毛虫	海外渡航歴，流行地からの移住者	糞便検査（直接塗抹法，集シスト法，塗抹標本の蛍光抗体染色）
	クリプトスポリジウム	海外渡航歴，流行地からの移住者 動物との接触 AIDS 指標疾患の一つ	糞便検査（ショ糖浮遊法，塗抹標本の蛍光抗体染色）
	サイクロスポーラ	海外渡航歴，流行地からの移住者 ヒト-ヒト直接感染なし HIV/AIDS 患者では重症化	糞便検査（直接塗抹法，集シスト法，ショ糖浮遊法）
	シストイソスポーラ	海外渡航歴，流行地からの移住者 南西諸島での国内感染あり ヒト-ヒト直接感染なし HIV/AIDS，ATL 患者では重症化	糞便検査（直接塗抹法，集シスト法，ショ糖浮遊法）
	赤痢アメーバ原虫	男性同性愛者間の糞口感染（先進国） 海外渡航歴，流行地からの移住者	糞便検査（直接塗抹法，抗原，遺伝子の検出） 免疫診断
蠕虫	糞線虫	南西諸島出身・居住歴 海外渡航歴，流行地からの移住者 細胞性免疫不全	糞便検査（直接塗抹法，普通寒天平板培地法） 免疫診断
	鉤虫	海外渡航歴，流行地からの移住者 末梢血好酸球増多	糞便検査（直接塗抹法，ろ紙培養法）
	横川吸虫	食歴（アユ，シラウオ，コイ，ウグイ等）	糞便検査（直接塗抹法，集卵法）

表 10-4　問題となる臓器が肺である寄生虫症感染症のまとめ

考えられる寄生虫	症状	患者背景，聴取事項，所見	検査
イヌ・ネコ回虫	無症状 咳，喀痰，胸痛，呼吸困難，喘鳴等	胸部画像所見：多発小結節±GGO halo 末梢血好酸球増多 食歴（ウシ・ニワトリの肝）	免疫診断
肺吸虫	咳，痰，胸痛等 無症状のこともある	食歴（モクズガニ，上海ガニ，イノシシ肉，シカ肉） 流行地からの移住者 胸部画像所見：胸水貯留，気胸，浸潤影，結節影，空洞形成等	免疫診断
糞線虫	喘息様発作	南西諸島出身・居住歴 海外渡航歴，流行地からの移住者 細胞性免疫不全	糞便検査（直接塗抹法，普通寒天平板培地法） 免疫診断
回虫	喘息様発作	海外渡航歴，流行地からの移住者	糞便検査（直接塗抹法，集卵法）
鉤虫	喘息様発作	海外渡航歴，流行地からの移住者	糞便検査 （直接塗抹法，ろ紙培養法）
イヌ糸状虫	無症状	胸部画像所見：coin lesion	病理標本で診断されることが多い
リンパ管フィラリア	咳，呼吸困難，夜間増悪する喘鳴	海外渡航歴，流行地からの移住者 胸部画像所見：一過性の胸部異常陰影 末梢血好酸球増多	血液塗抹標本 （ミクロフィラリアの検出） 免疫診断

表 10-5　問題となる臓器が肝臓である寄生虫症感染症のまとめ

考えられる寄生虫	症状	患者背景，聴取事項，所見	検査
赤痢アメーバ原虫	発熱，上腹部痛，右季肋部痛	腹部画像所見：肝膿瘍 男性同性愛者間の糞口感染（先進国） 海外渡航歴，流行地からの移住者	糞便検査（直接塗抹法，抗原，遺伝子の検出） 免疫診断
肝蛭	発熱，上腹部痛，右季肋部痛	腹部画像所見：肝膿瘍 末梢血好酸球増多 海外渡航歴，流行地からの移住者 食歴（ミョウガ，セリ，クレソン）	免疫診断
イヌ・ネコ回虫	無症状	腹部画像所見：肝の多発小結節 末梢血好酸球増多 食歴（ウシ・ニワトリの肝）	免疫診断
エキノコックス	初期は無症状 囊胞病変の増大，胆管閉塞に伴う症状 末期には肝硬変の症状	腹部 CT 所見：境界明瞭な多房性囊胞性腫瘤，隔壁の石灰化 流行地での居住歴，流行地からの移住者	免疫診断
肝吸虫	無症状 多数寄生では肝内胆管閉塞症状	腹部画像所見：肝内胆管閉塞 末梢血好酸球増多（急性期） 食歴（淡水魚） 海外渡航歴，流行地からの移住者	糞便検査（直接塗抹法，集卵法） 免疫診断
住血吸虫	発熱，腹痛，肝腫大，下痢，粘血便 慢性期には肝硬変の症状	海外渡航歴，流行地からの移住者 腹部エコー所見：亀甲状の線状高エコー	糞便検査（直接塗抹法，集卵法） 免疫診断

表 10-6　問題となる臓器が脳や眼である寄生虫症感染症のまとめ

考えられる寄生虫	症状	患者背景，聴取事項，所見	検査
トキソプラズマ原虫	発熱，けいれん 神経巣症状	免疫不全（HIV/AIDS，臓器移植等） 頭部画像所見：周囲に浮腫を伴う単発もしくは多発腫瘤，リング状に造影される 食歴（ウシ，ニワトリ，ウマ等）	髄液からの遺伝子検出
イヌ・ネコ回虫	脊髄炎症状 霧視，飛蚊症等	髄液中の好酸球増多 食歴（ウシ・ニワトリの肝）	免疫診断 眼病変は眼科医の診察
肺吸虫	発熱，頭痛，吐気・嘔吐 けいれん，神経巣症状	食歴（モクズガニ，上海ガニ，イノシシ） 流行地からの移住者 髄液中の好酸球増多	免疫診断
有鉤嚢虫	発熱，けいれん 神経巣症状	渡航歴，流行地からの移住者 有鉤条虫の保虫	免疫診断 生検による虫体検出
広東住血線虫	発熱，頭痛，吐気・嘔吐	髄液中の好酸球増多 流行地への国内・国外旅行歴，流行地からの移住者 食歴（アフリカマイマイ等巻貝，ナメクジ）	免疫診断

表 10-7　寄生虫感染症の検査

1．寄生虫そのものを検出＝確定診断

検体	検査法
ヒト体内から得られた虫体	形態的観察 遺伝子検査
便	形態的観察 （虫卵，幼虫，シスト，オーシスト，栄養体） 遺伝子検査
病理組織	形態的観察 遺伝子検査
血液	血液塗抹標本 抗原検出

2．免疫診断＝補助診断

検体	検査法
血液（血清），胸水，髄液等	特異抗体を検出

染症の確定診断となる。しかし幼虫移行症のようにヒト体内で成虫に発育できない寄生虫が病害を及ぼしている場合に便の虫卵検査は役に立たず，寄生虫が体内に入ってきた反応で産生される抗体を検出する免疫診断が有用である。可能性のある寄生虫感染症に適した検査法を選択することが重要である。

①ヒト体内から得られた虫体の検査

患者が虫体を持参すればその形態から寄生虫種を同定することができる。虫体が得られた場合にホルマリンで固定して病理へ提出されることが多いが，これは必ずしも虫体同定には賢明ではない。そのままの虫体を観察したほうが簡単に同定できることもある。また遺伝子解析に備え，ホルマリンではなく70%以上のエタノールで固定するのがよい。

②糞便検査

ヒト体内で腸管に寄生し成虫に発育するものや，分裂増殖をする原虫に有用な検査である。また糞便検査法にもさまざまな方法があり，想定される寄生虫に適した検査法を複数選択することが重要である。例えば回虫，無鉤条虫/有鉤条虫，日本海裂頭条虫は産卵数が多いため直接塗抹法で検査が可能であるが，感度を上げるため集卵法も併用して検査する。蟯虫はヒトの腸管内では産卵せず，ヒトが眠っている間に肛門周囲へ移動して産卵することからセロハンテープ法を選択する。便検体でも遺伝子検査による同定が可能である。

③病理検査

主に皮膚病変が見られる寄生虫感染症に用いる検査である。他疾患，特に悪性腫瘍が疑われて切除された臓器の病理検査から寄生虫感染症と診断されることもある。病理組織に見いだされた虫体の形態学的同定には，その寄生虫の特徴的な断面を観察することが重要である。組織はホルマリン固定，パラフィン包埋されているが，そこから遺伝子学的に寄生虫が同定できることもある。

④血液

マラリアの診断では血液塗抹標本を作成して，赤血球に感染したマラリア原虫を検出することが確定診断である。また血液を検体として抗原を検出することでも診断ができる。

⑤免疫診断

本稿では主に血清，胸水，髄液等の体液から寄生虫特異な抗体を検出することを指す。幼虫移行症では，免疫診断が有用であるが免疫診断はあくまでも補助診断であり限界を知っておくことが重要である。抗体が陽性であっても過去の既往や非特異的反応を示しているかもしれない。

また抗体が陰性の場合には検査時期が適切か（抗体価が検出感度以下の感染早期あるいは活動性がない）考えなければならないし，寄生虫の存在部位や大きさによっては免疫応答が惹起されないこともある。寄生虫感染症の病態と免疫診断の特徴を理解して結果を解釈する必要がある。

表10-3～6にはそれぞれの寄生虫感染症の診断に重要な検査法についても記載した。

引用文献

1）美登路昭，堀内葉月，山尾純一，他：内視鏡的に摘出し得た総胆管回虫迷入例一就労のため来日した中国人のケース．日本臨床寄生虫学会誌 17：111-113，2006

2）Umetsu S, Sogo T, Iwasawa K, et al：Intestinal ascariasis at pediatric emergency room in a developed country. World J Gastroenterol 20：14058-14062, 2014

3）Yoshikawa M, Ouji Y, Hirai N, et al：*Ancylostoma ceylanicum*, novel etiological agent for traveler's diarrhea-report of four Japanese patients who returned from Southeast Asia and Papua New Guinea. Trop Med Health 46：6, 2018

4）中村（内山）ふくみ：日本で診るマラリア～新しい診断技術と承認された治療薬～．モダンメディア 66，111-117，2020

5）中村（内山）ふくみ：クドア，サルコシスティスによる食中毒．臨床検査 66：98-103，2022

6）中村（内山）ふくみ：寄生虫性呼吸器感染症．臨床と微生物 49：75-80，2022

7）Tsuboi M, Hayakawa K, Yamasaki H, et al：Clinical characteristics and epidemiology of intestinal tapeworm infections over the last decade in Tokyo, Japan：A retrospective review. Plos Negl Trop Dis 2018；12：e0006297, 2018

8）森嶋康之，山﨑浩，杉山広：わが国における旋毛虫症．IASR 38：77-78，2017

9）中村（内山）ふくみ：皮膚幼虫移行症．皮膚科の臨床 46：1635-1645，2004

10）中村（内山）ふくみ：下痢．特集-インバウンド感染症の外来診療．感染と抗菌

薬 23：123-128，2020

11）中村（内山）ふくみ：この病気，何でしょう？　知っておくべき感染症　肝蛭症（肝占拠性病変の鑑別診断のひとつに考えよう）．医学のあゆみ 278：784-787，2021

12）中村（内山）ふくみ：赤痢アメーバ症．小児臨床検査のポイント，小児内科 49 増刊号：581-583，2017

13）Krolewiecki A, Nutman TB：Strongyloidiasis：A Neglected Tropical Disease. Infect Dis Clin North Am 33：135-151, 2019

14）中村（内山）ふくみ：トキソプラズマ症．小児疾患診療のための病態生理．小児内科 52 増刊号：1108-1112，2020

15）中村（内山）ふくみ：日常診療において○○の場面では寄生虫検査が必要である．内科 128：522-525，2021

参考文献

吉田幸雄原著，日本寄生虫学会「図説人体寄生虫学」編集委員会編：「図説人体寄生虫学」改訂 10 版（南山堂，2021 年）

練習問題

問題１　土壌媒介性寄生虫感染症を１つ挙げよ。

問題２　食品媒介性寄生虫症を３つ挙げよ。

問題３　皮膚の症状（creeping eruption）を起こす寄生虫を１つ挙げよ。

問題４　下痢が長引く下痢時に考えられる寄生虫を３つ挙げよ。

解答

問題 1

回虫症，鉤虫症，鞭虫症から 1 つ。

問題 2

アニサキス症，日本海裂頭条虫症，旋尾線虫症，顎口虫症，横川吸虫症，クドア感染症，肺吸虫症，トキソカラ症，無鉤条虫症，旋毛虫症，マンソン孤虫症，サルコシスティス感染症，肝蛭症から 3 つ。

問題 3

イヌ鉤虫，ブラジル鉤虫等動物由来の鉤虫，旋尾線虫，顎口虫から 1 つ。

問題 4

ランブル鞭毛虫，クリプトスポリジウム，サイクロスポーラ，イソスポーラ，赤痢アメーバ，糞線虫，鉤虫，横川吸虫から 1 つ。

11 衛生動物による健康被害

中村（内山）ふくみ

《目標＆ポイント》
衛生動物による健康被害の中でも，衛生動物が媒介する感染症について取り上げる。ここで紹介する感染症は他の感染症との区別が難しく，すべての医療従事者が診療できるものではない。また行政検査が必要で一般的な医療機関で検査することが難しいものである。doctor's delay を回避するための努力もなされているが，身近な動物から感染する病気を知り，いわゆる patient's delay を避けられるよう学んでほしい。

《キーワード》 蚊媒介感染症，マラリア，デング熱，ジカ熱，チクングニア熱，ダニ媒介感染症，日本紅斑熱，ツツガムシ病，SFTS，ネズミ，レプトスピラ症

1. はじめに

衛生動物とは，ヒトの衛生（健康や清潔保持）に直接的な害を及ぼす有害動物の総称である。感染症を媒介する衛生昆虫・動物（蚊，ダニ，ネズミ等），外部寄生虫，毒蛇，蜂，毒蛾等の有毒動物，ゴキブリ，ユスリカ等の不快昆虫類が含まれる。ここでは衛生動物が媒介する感染症について解説する。

2. 蚊が媒介する感染症

2014 年に掲載されたビル・ゲイツ氏のブログ「gatesnotes」記事（「The Deadliest Animal in the World」）によると，WHO（世界保健機関）や

FAO（国際連合食糧農業機関）のデータを元に最も多くの人間の命を奪っている生き物が蚊である[1]。蚊は年間 72 万 5,000 人の命を奪っており，2 位の人間の 47 万 5,000 人や蛇の 5 万人を大幅に引き離している。蚊はマラリア原虫，デングウイルス，黄熱ウイルス，日本脳炎ウイルス等さまざまな病原体を媒介するからに他ならない。

蚊が媒介する感染症の予防は「蚊に刺されない」ことが一番である。皮膚の露出を避け，こまめに忌避剤を使用する。マラリアでは必要に応じて抗マラリア薬の予防内服を併用する。黄熱，日本脳炎ではワクチンが効果的である。マラリア，デング熱のワクチン開発が進んでいる。

（1）マラリア

(a) 媒介蚊

ヒトはマラリア原虫をもった蚊（ハマダラカ）に刺されることで感染する。日本には三日熱マラリアを媒介するシナハマダラカが全国に広く分布し，熱帯熱マラリアを媒介するコガタハマダラカが沖縄の宮古・八重山諸島に分布している。

(b) 病原体

ヒトに感染するマラリア原虫は熱帯熱マラリア原虫（*Plasmodium falciparum*），三日熱マラリア原虫（*P. vivax*），四日熱マラリア原虫（*P. malariae*），卵形マラリア原虫（*P. ovale*）の 4 種が知られている。またサルマラリアの 1 種である *P. knowlesi* のヒトへの自然感染例が知られるようになり第 5 のヒトマラリアと呼ばれている。

(c) 疫学

年間およそ 2 億 4,100 万人の患者が発生し，死亡者数は 62 万 7,000 人と報告されている。患者の 95%，死亡者の 96%はサブサハラアフリカで発生し，死亡者の 67%は 5 歳未満の子どもである（2020 年 WHO）[2]。

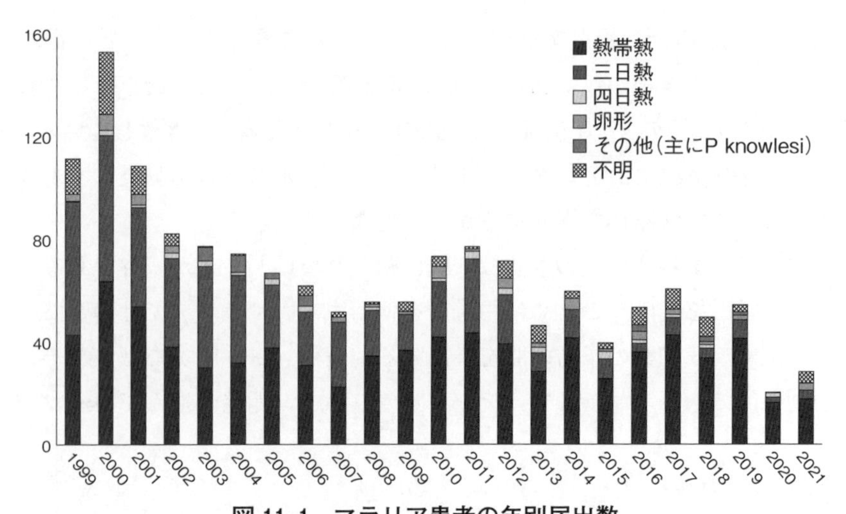

図 11-1　マラリア患者の年別届出数

感染症発生動向調査システム（NESID）より筆者作成

日本で報告されるマラリアはすべて輸入感染症である。感染症発生動向調査では，COVID-19 流行以前のマラリア届出数は 2000 年をピークに減少し，年間 40〜80 例程度となっていた（図 11-1）。COVID-19 流行中にもマラリア患者は例年の半数程度発生している。やむを得ない理由で渡航する人々が一定数存在するための考えられる[3]。原虫種別では三日熱マラリア届出数が減少している一方，熱帯熱マラリアの占める割合が過半数以上を占めている。熱帯熱マラリアの主な推定感染地はアフリカ，三日熱マラリアはアジアとオセアニアである[4]。

(d) 臨床的特徴[4]

マラリア原虫を保有する蚊に吸血され，症状が出るまでの期間（潜伏期）は熱帯熱マラリアで 7〜21 日，その他のマラリアで 10〜30 日程度である。マラリアに特徴的な症状はなく，発熱，頭痛，悪寒，衰弱，筋肉

表 11-1　WHO による重症マラリアの定義[a]

臨床的特徴	検査所見
・意識障害，昏睡[b] ・疲憊（支えなしで座れない） ・哺乳不良，経口摂取不可 ・けいれん（24 時間以内に 2 回以上） ・頻呼吸 ・ショック ・黄疸 ・ヘモグロビン尿 ・出血傾向 ・肺水腫（レントゲン検査による）	・低血糖（<40 mg/dL） ・代謝性アシドーシス （HCO_3^-<15 mEq/L） ・重症貧血（Hb 5 g/dL） ・ヘモグロビン尿 ・高原虫寄生率（>2%≒100,000/μL） ・高尿酸血症（>15 mEq/L） ・腎障害（Cre>3.0 mg/dL）

[a]：マラリア原虫に感染し，上記のうち 1 項目でも該当すれば重症マラリアと診断する

[b]：小児の昏睡の評価には Blantyre coma scale が使用される

痛や下痢・腹痛等である。重症化すると意識障害・昏睡・けいれん（脳マラリア），急性腎不全，重篤な呼吸不全（急性呼吸窮迫症候群：ARDS），播種性血管内凝固症候群（DIC），アシドーシスを合併する。このような状態になると抗マラリア薬の投与に加え，人工透析や人工呼吸器管理等集中治療室での治療が必要となる。原虫種別では熱帯熱マラリアが最も重症化しやすく，頻度は低いが三日熱マラリア，*Plasmodium knowlesi* 感染でも重症化することが知られている。重症マラリアの定義を表 11-1 に示す。

(e)　診断と治療

マラリアの非流行地では，マラリアの診断は難しい。非特異的な症状と患者に症状が出たばかりの時期の全身状態の良さから「ウイルス感染症」や「風邪」と誤診され，後に重症マラリアと診断された例がある。

また輸入感染症の診療に不慣れな施設では，アフリカ渡航歴を聴取していてもマラリアを考えていなかったという事例がある。マラリアを見逃すことがないよう感染症医は啓発を続けているが，患者も病気とリスクを知り医師に伝えること，マラリアを診られる医師を選ぶことも必要である。

マラリア検査法は血液塗抹標本，迅速診断法，遺伝子検出の３つが主である。血液塗抹標本は診断の gold standard，原虫の形態や感染赤血球の大きさ，形と斑点の有無により種の鑑別を行い，原虫寄生率を計測することで重症度を判定し治療薬を選択する。迅速診断の多くはマラリア抗原を検出する検査法である。日本では保険収載されていないが，輸入感染症を診療する施設の多くで使用されている。遺伝子検査は限られた施設で実施できる検査法である。最近，多項目自動血液分析装置を用いた検査が保険収載され，短時間で原虫種の区別と原虫寄生率の計測が可能となった。

マラリアの治療は原虫種と重症度により異なる。現在，日本で承認されているマラリア薬はキニーネ塩酸塩，メフロキン，アトバコン・プログアニル合剤，プリマキン，アルテメテル・ルメファントリン合剤の５種類である。いずれも内服薬で重症患者の治療に用いることはできない。重症患者は熱帯病治療薬研究班が臨床試験用として輸入・管理しているグルコン酸キニーネ注射薬を用い，原則として研究班・薬剤保管施設で治療する。

（2）デング熱

(a) 媒介蚊

ネッタイシマカやヒトスジシマカなどのヤブ蚊属の蚊が媒介する。日本にはヒトスジシマカが国内に広く分布し，都市部や市街地，住宅密集地等では高密度に生息している。

(b) 病原体

フラビウイルス科フラビウイルス属のデングウイルスで，4つの血清型（1型，2型，3型，4型）が存在する[5]。初回に感染した血清型に対しては終生免疫を獲得するが，他の血清型に対する防御力は数か月で消失するため，その後は他の型に感染しうる。2回目の感染時に1回目とは異なる血清型のウイルスに感染すると重症化のリスクが高くなる[5]。

(c) 疫学

媒介蚊が分布する東南アジア，南アジア，中南米，カリブ海諸国で流行が見られる。日本におけるデング熱患者の多くは流行地域で感染した輸入例であり（図11-2），発生数は海外での流行状況に左右される。

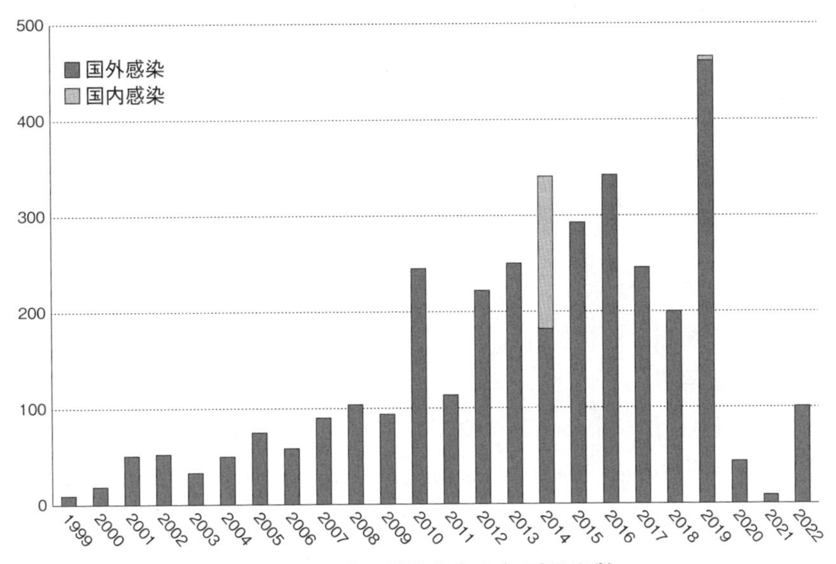

図11-2　デング熱患者の年別届出数

感染症発生動向調査システム（NESID）より筆者作成

COVID-19 流行による渡航制限で，2020 年と 2021 年の患者数は例年の 1/5〜1/10 まで減少したが，渡航の再開とともに増加傾向にある。

2014 年 8〜10 月に主に東京都内を感染源とする大規模な国内デング熱流行が発生し，2019 年[6]にも海外渡航歴のないデング熱の事例が報告された。媒介蚊が生息する地域では，流行地からの輸入症例を発端に，蚊の活動時期にデング熱の国内流行が発生するリスクを認識しておく必要がある。

(d) 臨床的特徴

4〜7 日（最大 3〜14 日）の潜伏期を経て急な発熱で発症し，頭痛，発疹，筋肉痛，骨関節痛等の症状が見られる。検査所見では血小板減少，白血球減少の頻度が高い。発熱は 3〜7 日間持続（febrile phase）し，解熱が見られる時期に皮疹が出現する。また解熱が見られるこの 1〜2 日間は critical phase と呼ばれ重症化する時期にあたる。この時期を問題なく経過すれば 2〜4 日の回復期（recovery phase）を経て治癒する。しかしショック，呼吸不全や，出血（消化管出血，性器出血等）が見られた場合は重症型デングと診断される。

デング熱と症状が類似し，流行地域が重なり，蚊が媒介する疾患にジカウイルス感染症とチクングニア熱がある。この 3 疾患の特徴を表 11-2 に示す[5]。患者のマネジメントには 3 疾患の正しい鑑別が必要であるため，同時に検査を依頼することが望ましい。

(e) 診断と治療

診断は PCR 法によるデングウイルスの検出，デングウイルス抗原の検出，特異抗体の検出の 3 つによる。図 11-3 は全血または血清を検体として NS1 抗原と IgG/IgM 抗体を検出するデング熱の迅速診断キットである。本検査はデングウイルス感染症患者の集中治療に対応できる特定の要件を満たす医療機関で，入院を要する患者の診断においては保険適

表 11-2　デング熱，ジカウイルス感染症，チクングニア熱の臨床所見の比較

	デングウイルス感染症	チクングニア熱	ジカウイルス病
発熱（≧39℃）	＋＋＋	＋＋＋	＋＋
発疹	＋	＋＋	＋＋＋
関節痛・筋肉痛	＋/＋＋	＋＋＋/＋	＋＋/＋
関節炎	－	＋＋＋	＋＋
慢性関節炎	－	＋	－
出血症状	＋＋	－	－
後眼窩痛	＋＋	＋	＋＋
結膜充血	±	＋	＋＋＋
リンパ節腫脹	＋＋	＋＋	－
白血球/血小板減少	＋＋＋	＋＋	＋

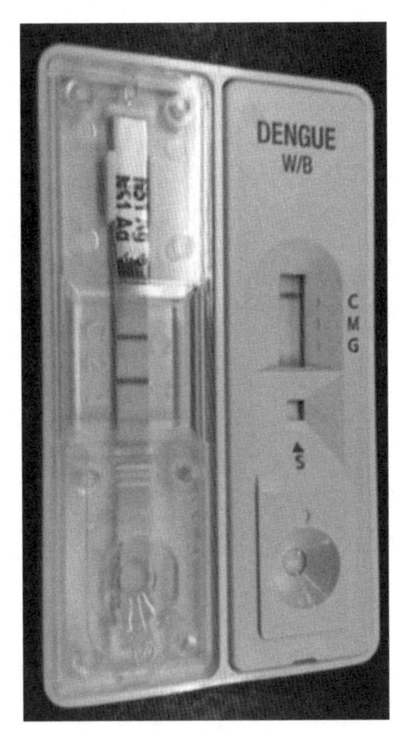

図 11-3　デング熱迅速診断キット

応となっている。それ以外の医療機関では最寄りの保健所に相談の上，地方衛生研究所や国立感染症研究所に行政検査を依頼する。

デングウイルスに対する有効な抗ウイルス薬はない。治療は対症療法（特に輸液療法）が中心となる。重症度によっては集中治療を要する。

3. ダニが媒介する感染症

ツツガムシやダニ類が媒介する感染症で日本に分布するものは，つつが虫病，日本紅斑熱，重症熱性血小板減少症候群（severe fever with thrombocytopenia syndrome：SFTS）である[7)]。日常診療で遭遇する頻度が低い，症状が非特異的である，風土病的な要素がある等の理由から，すべての医療機関で診断できるとは限らない。この3つの感染症は流行地域が重なっており，症状が似ている（表11-3）[8,9,11)]ことも診断が難しい理由である。つつが虫病と日本紅斑熱は重症化することがある。通常，重症化した時に感染症の治療でよく使われる抗菌薬（ベータラクタム系抗菌薬）が無効なため，診断や治療の遅れで致命的となる。

ダニが媒介する感染症の予防策はダニの刺咬を防ぐことである。皮膚の露出を避け長袖，長ズボンを着用し，袖口や裾からダニが入り込まないよう工夫する。必要に応じてダニ忌避剤を使用する。

（1）つつが虫病

(a) 媒介ダニ（表11-4）

全国に分布するフトゲツツガムシと東北南部から九州に分布するタテツツガムシが主な媒介者である。この他アカツツガムシ，アラトツツガムシ，ヒゲツツガムシ，デリーツツガムシも知られている。

(b) 病原体

リケッチア目リケッチア科オリエンチア属に分類されるつつが虫病リ

表 11-3　日本紅斑熱，ツツガムシ病，SFTS の症状や身体所見[8,9,11]

つつが虫病[9]		日本紅斑熱[11]		SFTS[8]	
発熱	94%	発熱	99%	発熱	90%
発疹	87%	発疹	94%	倦怠感	83%
刺し口	84%	肝機能障害	73%	消化器症状	79%
頭痛	38%	刺し口	67%	（下痢，腹痛，悪心）	
肺炎	2%	頭痛	30%	神経症状	52%
脳炎	0.6%	DIC	21%	（失見当識，筋力低下，振戦，痙攣）	
				ダニ咬傷の痕跡	44%
				リンパ節腫脹	40%
				出血傾向	21%
				関節痛	19%
				筋肉痛	17%
				頭痛	19%

[8]Table 2 from Epidemiological and Clinical Features of Severe Fever with Thrombocytopenia Syndrome in Japan, 2013-2014. in PloS one, 24 Oct 2016, Vol. 11, Issue 10

ケッチア（*Orientia tsutsugamushi*）である。標準3血清型（Kato，Karp，Gilliam型）に加え，最近ではIrie/Kawasaki型，Hirano/Kuroki型，Shimokoshi型の6種類が存在することが分かっている。ツツガムシ種と *O. tsutsugamushi* の血清型の関係については表11-4に示した。

(c) 疫学[9]

感染症発生動向調査によると，2001年以降，年間300～600例程度の届出がある。2007～2021年には6,576例の届出があり，推定感染地は国

表 11-4　つつが虫病を媒介するツツガムシ種と *O. tsutsugamushi* の血清型

ツツガムシ種	分布	血清型
アカツツガムシ	北日本の一部	Kato 型
フトゲツツガムシ	全国に分布	Karp 型 Gilliam 型
タテツツガムシ	東北南部から九州	Irie/Kawasaki 型 Hirano/Kuroki 型
デリーツツガムシ	鹿児島県トカラ列島以南	Gilliam 型
アラトツツガムシ	全国（北日本に多い）	Karp 型
ヒゲツツガムシ	四国を除く全国に分布	Shimokoshi 型

内がほとんど（6,520 例，99%）であるが，国外で感染したと推定される例もある（26 例，0.4%）。都道府県別届出数は鹿児島県が最多で，ついで宮崎県，千葉県，福島県である。

月別届出数では，3～5 月の春と 11～12 月の秋～初冬にかけた 2 つのピークがある（全国集計）。これはツツガムシ種の生息地域での幼虫の活動時期に左右される。寒冷に強いフトゲツツガムシが主に分布する地域では，秋～初冬と越冬した幼虫により春にも患者届出数のピークが見られる。タテツツガムシの幼虫は寒冷に弱く越冬できず，その生息地では孵化した後の秋～初冬にかけて患者発生数のピークを示す

(d) 臨床的特徴

潜伏期は 5～14 日である。発熱，発疹，刺し口が 3 主徴であるが，必ずしもすべて揃うとは限らない。それぞれの頻度は発熱 94%，発疹 87%，刺し口 84% と報告されている[9]。その他に肺炎や脳炎が認められ致命率は 0.43% である。

血液検査では，血小板減少，炎症反応（CRP）の上昇，肝酵素の上昇

が見られることが多い。

(e) 診断と治療[10)]

つつが虫病リケッチアは，病院で可能な培養検査で検出することができない。このため遺伝子検査（PCR 法）と血清学的検査の 2 つで診断する。遺伝子検査に用いる検体は他の感染症と異なり，刺し口の痂皮や皮疹の生検組織が良い。血液を用いる場合は血清より全血が良い。血清学的検査は急性期と回復期の血清抗体価をペアで測定し，急性期に比較して回復期の IgM または IgG の抗体価が 4 倍以上上昇していれば診断できる。6 種類の血清型のうち Kato，Karp，Gilliam の標準 3 血清型の抗体検査は保険収載されていて，商業検査機関で検査が可能である。遺伝子検査と他の血清型は保健所を通じて地方衛生研究所や専門施設に依頼する必要がある。

これらの検査結果はすぐには出ない。つつが虫病を疑ったら診断に必要な検体を採取してすぐに治療を開始することが重要である。治療の第一選択薬はテトラサイクリン系抗菌薬である。

(2) 日本紅斑熱

(a) 媒介ダニ

マダニ類の 3 属 8 種が媒介すると考えられている。病原体が分離されているのはタイワンカクマダニ，ツノチマダニ，キチマダニ，ヤマアラシチマダニ，フタトゲチマダニ，遺伝子のみ検出されているのはタカサゴチマダニ，オオトゲチマダニ，ヤマトマダニである。

(b) 病原体

リケッチア目リケッチア科リケッチア属に属し，さらに紅斑熱群リケッチアに分類される *Rickettsia japonica* である。

(c) 疫学

2006年までは年間30～60例ほどの届出数であったが，その後，増加傾向となり2017年に300例を超え[11)]，2020年に400例を超える報告があった。

月別報告数はマダニの活動時期と一致し，5～10月に報告が多い。8～10月がピークである。

(d) 臨床的特徴

潜伏期は2～8日である。つつが虫病と同じく発熱，発疹，刺し口が3主徴で，血液検査の異常も似通っている。手掌や足底に皮疹があるかどうかが両者を区別する手がかりの一つになる。日本紅斑熱では84%に手掌や足底に皮疹が見られるのに対し，つつが虫病では7%ほどである。DICや急性感染性電撃性紫斑症（AIPF）の合併も散見され，致命率は0.98%である。ただし2019年単独の致命率は4.1%と報告されている。

(e) 診断と治療

つつが虫病に同じく日本紅斑熱を疑ったら診断に必要な検体を採取してすぐに治療を開始する。治療の第一選択薬はテトラサイクリン系抗菌薬である。

(3) その他のリケッチア症[7)]

Rickettsia japonica 以外の紅斑熱群リケッチアによる国内感染例が複数報告されている。福井県における *Rickettsia helvetica* 感染，宮城県における極東紅斑熱（*Rickettsia heilongjiangensis* 感染），島根県における *Rickettsia tamurae* 感染である。またリケッチア症の輸入感染例として地中海紅斑熱，アフリカ紅斑熱，クイーンズランドマダニチフス，新規紅斑熱群チケッチア症やノミが媒介する発疹熱が報告されている。

（4）重症熱性血小板減少症候群（severe fever with thrombocytopenia syndrome：SFTS）

(a) 媒介ダニ[12)]

主にフタトゲチマダニとタカサゴキララマダニにより媒介される。最近，ネコやイヌがSFTSを発症すること発症した動物からヒトへの感染事例が報告されている。

(b) 病原体

SFTSウイルス（SFTSV）による。なお2018年に国際ウイルス分類委員会によるウイルスの分類見直しにより，バンヤンウイルス属のファイヤンシャン・バンヤンウイルス（*Banyangvirus Huaiyangshan banyangvirus*）に変更されたが国内外において広く呼ばれているSFTSVを用いる。

(c) 疫学

2011年に中国の研究者らにより初めて報告され，日本では2013年1月に初めて患者が報告された。感染症発生動向調査では，2022年7月31日までに西日本の27府県から763人の患者が報告されている[13)]。2019年に東京都から届け出られた1例の推定感染地は長崎県[14)]であったが，2021年には不明熱患者に対して行った遡り調査では関東地方（千葉県）における感染例が確認された[15)]。

SFTSはマダニの活動が活発な5～10月にかけて患者の発生が多い[12)]。

(d) 臨床的特徴[8)]

潜伏期間は5～14日間である。主な症状は，発熱，下痢，腹痛，悪心，頭痛，筋肉痛であり，さらに神経症状（失見当識，筋力低下，振戦，痙攣），出血症状（歯肉出血や下血等）を合併することがある。血液検査では白血球減少，血小板減少，肝酵素の上昇が見られる。感染症発生動向調査から算出した致命率は，2013 年の 35%から年々低下し，最近は 5%前後である[12]。

(e) 診断と治療

SFTS 診断の検査は，病原体の分離・同定，遺伝子検査（PCR 法）と血清学的検査となる。すべて行政検査として実施され，SFTS を疑った場合には保健所を通じて地方衛生研究所や国立感染症研究所に依頼する。病原体の分離・同定，遺伝子検査には血液，咽頭ぬぐい液，尿が用いられる。血清学的検査ではペア血清を用い，抗体価の有意な上昇をもって診断する。

現時点で SFTS に対して有効性が確立した抗ウイルス薬は存在しない。集中治療が可能な施設で支持療法や全身管理が予後の改善に重要である。初期治療において，リケッチア症との鑑別が困難な場合には，テトラサイクリン系抗菌薬を併用することが望ましい。

4. ネズミが媒介する感染症

ネズミが媒介する感染症は鼠咬症，腎症候性出血熱やレプトスピラ症が知られている。鼠咬症は直接伝播（咬まれる）により，腎症候性出血熱やレプトスピラ症はネズミの排泄物に含まれる病原体に直接的，間接的に曝露されることで感染する。またネズミが保有するペスト菌はノミを介してヒトに感染する。これらの中では患者が多いレプトスピラ症について取り上げる。

(1) レプトスピラ症

(a) 媒介動物

ネズミだけでなく野生動物や家畜（ウシ，ウマ，ブタ等），ペット（イヌ，ネコ等）も病原体を保有する。病原体は保菌動物の腎尿細管に存在し尿中に排出されるため，ヒトは保菌動物の尿との直接的な接触と保菌動物の尿で汚染された水や土壌との接触により感染する。

(b) 病原体

スピロヘータ目レプトスピラ科に属するグラム陰性細菌であるレプトスピラ（*Leptospira*）のうち病原性をもつ種が原因である。

(c) 疫学[16)]

感染症発生動向調査によると 2016 年 4 月～2022 年 10 月までに 29 都道府県から 273 例が報告され 94％が国内感染と推定されている。国内の推定感染地では沖縄県が最も多く（171 例，63％），ついで鹿児島県が 17 例（6％）であった。感染経路は河川でのレジャー・労働，水害，水田での農作業による感染等水系感染が大多数で，沖縄県では 93％，他都道府県では 55％である。水系感染以外ではネズミ咬傷，ネズミ等の尿で汚染された環境での労働作業が報告されている。発症月別で見ると 7～10 月に集中し，8 月発症が最も多い。

国外感染例は 5％（15 例）で推定感染地はタイ，マレーシア，ラオス等東南アジアが大半である。

(d) 臨床的特徴

潜伏期間は 2～21 日（平均 7～12 日）である。発熱，悪寒，頭痛，筋痛，腹痛，結膜充血等で発症する。結膜充血と下肢の筋痛・把握痛は特徴的と言われている。重症度に幅があり，最重症型は Weil 病と呼ばれ 5～10％に起こる。出血傾向，黄疸，腎不全が 3 主徴である。この他意識障害，無菌性髄膜炎，心筋炎，不整脈，肺胞出血，ARDS を合併することもある。

(e) 診断と治療

レプトスピラの検出には専用の培地が必要で，病院で常に準備しているものではない。行政検査による遺伝子検査（PCR 法）と血清学的検査で診断する。遺伝子検査の検体は血清，尿，髄液を用いる。血清学的検査は急性期および回復期のペア血清を用いて顕微鏡下凝集試験法（MAT）により検査する。

ペニシリン，セフトリアキソン，テトラサイクリン系抗菌薬が有効である。抗菌薬投与後，数時間以内に悪寒戦慄を伴う発熱，血圧低下，頻呼吸等が突然見られることがある。これはJarisch-Herxheimer（ヤーリッシュ・ヘルクスハイマー）反応と呼ばれ典型的には24時間以内に改善する。

5. おわりに

ここで取り上げた感染症は医療者にとってピットフォールに陥りがちなものである。非医療者であっても身近に潜む感染症のリスクを知りpatient's delayを避けること，患者側から医師へきちんと情報を伝えることは双方にとってメリットとなる。

引用文献

1) Gates Notes（THE BLOG OF BILL GATES）：http://www.gatesnotes.com/Health/Most-Lethal-Animal-Mosquito-Week
2) World Health Organization：Global trends in the burden of malaria. In：World Malaria Report 2021. WHO Press, Geneva. p. 22-45, 2021
3) 大楠桃子，中村（内山）ふくみ，阪本直也，他：COVID-19流行下で経験した熱帯熱マラリアの3例．Clinical Parasitology 33：69-71，2022
4) 中村（内山）ふくみ：日本で診るマラリア～新しい診断技術と承認された治療薬～．モダンメディア 66：111-117，2020
5) 中村（内山）ふくみ：輸入感染症―デングウイルス感染症・ジカウイルス感染症．特集―グローバル化する感染症．臨床と研究 97：45-50，2020.
6) 国立感染症研究所：デング熱・デング出血熱 2015～2019年．IASR 41，1-13,

2020（https://www.niid.go.jp/niid/ja/dengue-m/dengue-iasrtpc/9691-484t.html）
7）中村（内山）ふくみ：リケッチア症・重症熱性血小板減少症候群・寄生虫症．G ノート 8：548-557，2021
8）Kato H, et al：Epidemiological and Clinical Features of Severe Fever with Thrombocytopenia Syndrome in Japan, 2013-2014. PLoS One, 11：e0165207, 2016
9）国立感染症研究所：つつが虫病（2022 年 6 月現在）．IASR 43：173-175，2022（https://www.niid.go.jp/niid/ja/tsutsugamushi-m/tsutsugamushi-iasrtpc/11415-510t.html）
10）福井大学医学部附属病院：リケッチア症診療の手引き～つつが虫病と日本紅斑熱～．（https://www. hosp. u-fukui. ac. jp/wp/wp-content/uploads/r-tebiki20190422.pdf）
11）国立感染症研究所：日本紅斑熱 1999～2019 年. IASR 41：133-135, 2020（https://www.niid.go.jp/niid/ja/jsf-m/jsf-iasrtpc/9809-486t.html）
12）森川茂：重症熱性血小板減少症候群（SFTS）．日本臨床 79：182-187，2021
13）国立感染症研究所：感染症発生動向調査で届出られた SFTS 症例の概要．（https://www.niid.go.jp/niid/ja/sfts/sfts-idwrs/7415-sfts-nesid.html）
14）神田宏平，木下典子，奥濱絢子，他：東京都で初めて重症熱性血小板減少症候群と診断された症例．IASR 40：114-115：2019（https://www.niid.go.jp/niid/ja/sfts/sfts-idwrs/7415-sfts-nesid.html）
15）平良雅克，追立のり子，西嶋陽奈，他：関東地方で初めて感染が確認された重症熱性血小板減少症候群の 1 例．IASR 42：150-152，2021
16）越湖允也，福住宗久，小泉信夫，他：レプトスピラ症の発生状況．IASR 44：29-30，2023（https://www.niid.go.jp/niid/ja/typhi-m/iasr-reference/2607-related-articles/related-articles-516/11809-516r06.html）

練習問題

問題 1　蚊が媒介する感染症を 4 つ挙げよ。

問題２ 問題１で挙げた感染症のうち治療薬があるものはどれか？

問題３ ダニが媒介する感染症を１つ挙げよ。

問題４ レプトスピラ症に感染するリスクをいくつか挙げよ。

解答

問題１ マラリア，デング熱，チクングニア熱，ジカ熱，黄熱，日本脳炎から４つ。

問題２ マラリア

マラリアは早く診断し，早く治療すれば容易に治癒する感染症である。年間患者数は多くないが，渡航歴のある発熱患者ではは必ずマラリアを検査し，診断したら治療することが重要。見逃してはならない感染症である。

問題３ つつが虫病，日本紅斑熱，SFTSから１つ。

問題４ 流行地への旅行歴（沖縄，海外であれば東南アジア），流行地での河川でのレジャー・労働，水害，水田での農作業，ネズミ咬傷，ネズミやレプトスピラ保有動物の尿で汚染された環境での労働作業等。

12 医療関連感染症①（医療関連感染）

矢野　晴美

《目標＆ポイント》
感染症は，大きく市中感染と医療関連感染に分類される。市中感染とは，医療に関係なく（医療機関に入院・通院・勤務等がない），文字どおり街の中で普段は健康な人等に起こる感染症の総称である。医療関連感染とは，入院時に発症または潜伏期間になかった感染症により，入院後 48 時間以降に発症した感染症の総称である。
代表的な感染症は，中心静脈カテーテル関連感染，尿路カテーテル関連感染，院内肺炎，手術部位感染，クロストリディオイデス・ディフィシル（*Clostridioides difficile*）感染の 5 種類である。これらの 5 種類は予防可能であり，病院内で余分な入院日数，入院コスト，合併症・死亡率の上昇の原因となることが知られているため，徹底した予防策の実施が医療現場に求められている。病院内での包括的な対応策について，インフェクション・コントロール・チーム（infection control team：ICT）による活動，医療関連感染サーベイランス等の概要につき解説する。
《キーワード》　医療関連感染，院内感染

1. はじめに

1999 年に米国にて“To Error Is Human”（仮訳：ひとは過ちを犯す，医療過誤の実態）が出版されて以来，世界的潮流として，病院内で医療安全が声高に叫ばれ始めた。また医療安全徹底の一環で，いわば病院内で“防ぐべき出来事”として“医療関連感染”（院内感染）が明確に位置

づけられてきた。病院の中で，本来入院した病気以外で患者が亡くなることをいかに防ぎ，効果的な予防策を実施するかは医療機関の最重要課題である。本章では，医療関連感染（＝院内感染）の歴史，感染対策の歴史を振り返りながら，代表的な医療関連感染とその予防策について述べたい。2020 年以降，医療関連感染の防止は，新型コロナウイルス感染症のパンデミックに伴い，ますます重要視されている。内容については，一般市民のための教養としての知識になるよう，また医療従事者には平易なまとめとして理解できるよう心がけた。

セルフ・アセスメント

以下にセルフ・アセスメントとして，学習ポイントを列挙するので，下記を考えながら読み進めていただきたい。

①感染症は大きく 2 つに分類される。病院の中で発生したものを何と言うか。
②上記①で，病院の外（＝市中）で発生した感染症を何と言うか。
③病院内で発生した感染症は，何が原因で発生するのだろうか。
④病院内で発生する感染症を防ぐための予防策には何があるだろうか。

2. 医療関連感染の歴史

（1）黎明期

医療関連感染の歴史をひも解く時，ハンガリー出身のオーストリア人医師ゼンメルワイス（Semmelweis）の偉大な業績を抜きには語れない。世界で初めて医療関連感染を観察し，手洗い励行によりその発生率が減少することを実証した人物こそ，ゼンメルワイスである。彼は，自身が勤める病院で，助産師と産科医師が診療にあたる妊婦で，産褥熱による死亡率に差があることに気がついた。助産師が妊婦診療に際して，手洗いをしていたことに注目し，産科医師に対して診察に際して手洗い励行を実施したところ，産褥熱の発生率が減少したのである。しかしながら，当時は，微生物という概念と存在自体が知られていない時代であり，ゼンメルワイスの主張があまりにも時代を超越したものであったため周囲に受け入れられなかった。彼は科学的に正論を述べていたにもかかわらず，不遇の生涯を閉じた。残念ながら生前にゼンメルワイスは自らの主張が，後世において偉大な業績かつ感染対策の基本として認識されるとは知るよしもなかった。彼の“手洗い励行”は，19世紀からほぼ200年以上後の現在でも，医療関連感染対策の基本軸として，世界中で提唱・励行される予防策となっている。新型コロナウイルス感染症のパンデミックにより，医療従事者や一般市民にも手洗いの重要性は周知された。

（2）近代医学の幕開け

中世は，長期にわたり科学の歴史上“暗黒時代”であり，キリスト教支配により科学的な真実が，いわば停滞していた時代である。中世以降，科学が著しい発展を遂げたのは，テクノロジーの発達によるところが大きいが，顕微鏡の開発は，近代医学の幕開けに大きく貢献した。中世の時代に，“悪魔”“魔女”が起こすと恐れられた病気が，実は“微生物”によるものであること等が次々に判明した。1800年代の当時，ドイツのコッホ，フランスのパスツールは互いに競いながら偉大な業績を数々残していった。いまでも感染対策上，問題になることが多い結核については，コッホにより結核菌が発見され，ツベルクリンが開発された。コッホのもとで，日本の近代医学の父である北里柴三郎，志賀潔（しがきよし），秦佐八郎等，日本有数の医学者が修練を積み研究に励んだ。香港で起こった黒色病のアウトブレイクが，世界で初めてペスト菌であることを発見したのは北里柴三郎であった。赤痢菌を発見したのは，菌の学名が発見者の苗字にちなんで *Shigella* と名付けられている志賀潔である。また日本を代表する医学者として，北里とも交流があり米国に留学した野口英世は，黄熱病の研究等に従事したことはよく知られている。

（3）抗菌薬の歴史

細菌学の黎明からしばらくして，1928 年に英国のアレクサンダー・フレミングは，カビの周囲に細菌が繁殖していないことから，天然のペニシリンを発見した。その 14 年後，ペニシリンは米国で市場化することに成功し，1940 年代から微生物による感染症から多くの命が救われ始めた。一方で，抗菌薬の開発の歴史と耐性菌発生の歴史は同期しており，1940 年代以降，人類と耐性菌の終わりなき戦いが幕開けたのである。

2016 年 5 月末に先進国首脳会議 G7 伊勢志摩サミットが日本で開催された。この伊勢志摩サミットでは，日本が議長国として，抗菌薬の耐性（antimicrobial resistance：AMR）に国家を挙げて取り組むことが重要議題として取り上げられた。政府発表のアクションプラン（具体的な対策）として，日本では現在使用されている抗菌薬の使用量を 3 分の 1 減らすことが掲げられた。具体的な数値目標は以下である。

①人口 1,000 人当たりに使用される抗菌薬を 33%削減する。
②経口抗菌薬で第 3 世代セフェム系薬，ニューキノロン系薬，マクロライド系薬を半減する。
③静脈注射薬は，20%削減する。

というものであった。

こうした政府のアクションプランに基づき，関連学会等では市民講座も含め，運動・呼びかけが行われてきた。また新型コロナウイルス感染症のパンデミックに際して，世界中で有効な薬剤の開発が迅速に始まったことは新しい動きであった。

（4）医療関連感染対策の歴史

1942 年頃にペニシリンが市場化されてから，すぐにペニシリンを壊す酵素を産生する黄色ブドウ球菌が発見された。ペニシリナーゼ産生黄色ブドウ球菌と呼ぶ。このペニシリナーゼと呼ばれる酵素を壊す成分を持つ抗菌薬はすぐに開発され，メチシリン（後日，オキサシリンまたはナフシリンに取って代わられた）と呼ばれた。メチシリンはその後，副作用のため市場から消失したが，メチシリンに耐性を示す菌であるメチシリン耐性黄色ブドウ球菌（MRSA と呼ばれる）が 1961 年，世界で初めて英国から報告された。

MRSA は，メディア報道等でもいまも大々的に取り上げられる代表的な耐性菌の一つである。重篤な感染症を起こすことで知られるため，医療関連感染でも最重要な微生物と認識されており，実際に医療関連感染により多くの命が奪われているのが実情である。この MRSA の台頭は，医療現場に大きな変化をもたらした。世界的には，医療関連感染の対策でリードしてきた米国で，増えてきた MRSA 等の耐性菌や医療関連感染に対して，抜本的な対策が講じられた。1970 年代に医療関連感染の対策を講じることで医療関連感染の頻度が減少することが研究論文として発表された（SENIC スタディと呼ばれる）。また 1980 年代には，医療機関の認証組織である JCAHO（米国医療評価機構）が，認証の必須項目に“医療関連感染対策を講じていること”という項目を課したため，米国では JCAHO の認証を取得するため，全米の病院にいわば強制的に感染対策の実施が普及していった。

一方，日本でも戦後，1980 年代高度成長期時代には，院内で MRSA 等の耐性菌がまん延し，医療関連感染が増加していった。当時，国内における感染症に関する法律では，明治時代の 1887 年に制定された「伝染病予防法」が 100 年近く使用されていた。1997 年大阪府堺市で病原性大腸菌 O157 による広域大規模な食中毒・集団感染が起こり，この歴史的な出来事により，ようやく 100 年ぶりにこれらの法律が改訂された。1999 年に「伝染病予防法」が大改訂されて，「伝染病予防法」「性病予防法」「後天性免疫不全症候群の予防に関する法律」が廃止され，感染症新法と呼ばれる法律が施行された。この法律により，新型コロナウイルス感染症は 2 類相当に規定され運用されていた。2023 年 5 月 8 日以降，季節性インフルエンザと同等の 5 類相当に変更となった。その後は，医療安全の実践の一環として，医療関連感染の予防策が声高に提唱され，その実践が叫ばれている。2000 年代以降，医療過誤報道とともに“院内感染”（メディア報道ではこの言葉が使用されることが多いが，現在，学術用語は“医療関連感染”である）のアウトブレイクが大々的に紙面を賑わせてきた。セラチア，アシネトバクター，緑膿菌等は代表的な院内アウトブレイクの原因微生物である。2010 年以降，世界的に多剤耐性アシネトバクター，多剤耐性緑膿菌のアウトブレイクが頻発し，その制圧，予防，治療のための新薬開発は，世界の主要メディア，学会等でも注目される課題である。

3. 医療関連感染の定義

医療関連感染とは，入院後 48 時間以降に起こった感染症の総称である。患者は入院時には症状がなく，潜伏期間にもなかったが，病院に入院してから院内で発症した感染症のことを指す。それに対して，入院，通院，病院勤務等，医療に無関係に発生する感染症のことを市中感染と呼んでいる。なぜ感染症は，市中感染と医療関連感染に分類されるのであろうか。それは原因微生物が異なり，治療等の対応が大きく異なるからである。一般に，院内で発症する感染症は，免疫力が下がり，何らかの病気をすでに発症している患者に発生するため，死亡率も高く重篤であることが多い。また病院内では抗菌薬を投与されている患者も多いが，抗菌薬を投与されている患者は，耐性菌を保菌していることが多く，治療が難しい場合が多い。

医療関連感染には，代表疾患として 5 種類ある。それらは，中心静脈カテーテル関連感染，尿路カテーテル関連感染，院内肺炎，手術部位感染，クロストリディオイデス・ディフィシル（*Clostridioides difficile*）感染である。以下でこれらの代表疾患を概説する。クロストリディオイデス・ディフィシル感染を除く 4 疾患は，原因微生物もほぼ共通しており，その代表例を表 12-1 に示す。

（1）中心静脈カテーテル関連感染

中心静脈カテーテルとは，図 12-1 に示すように，最も太く心臓に近い静脈に挿入するカテーテルを指す。近年，中心静脈カテーテルが入院患者に挿入されることは多く，血管に直接挿入されることから，挿入部を源として，医療関連感染が発生することがよく知られている。中心静脈カテーテル感染は，感染症が及ぶ範囲によって分類されている。表 12-2 を参照。

中心静脈カテーテル関連感染の原因微生物で，最も頻度が高いのは，グラム陽性球菌と呼ばれる細菌である。一般に，病院内で発生するさまざまな感染症の原因微生物では，グラム染色という染色法で，紫色に染まって見えるグラム陽性の菌（例：コアグラーゼ陰性ブドウ球菌，黄色ブドウ球菌，腸球菌等）とピンク色に染まって見えるグラム陰性の菌

表 12-1　医療関連感染の代表的な原因微生物

	医療関連感染の原因微生物の代表例
グラム陽性菌	メチシリン感受性黄色ブドウ球菌 メチシリン耐性黄色ブドウ球菌（MRSA） メチシリン耐性コアグラーゼ陰性ブドウ球菌 腸球菌
グラム陰性菌	大腸菌 クレブシエラ プロテウス 緑膿菌 セラチア アシネトバクター サイトロバクター エンテロバクター
真菌	カンジダ

（例：大腸菌等の腸内細菌，緑膿菌等）が頻度が高い。

（2）中心静脈カテーテル関連感染の予防策

中心静脈カテーテル感染の予防では，マキシマル・バリア・プレコーション（maximal barrier precaution）と呼ばれる方法が一般に強く推奨されている。図 12-2 は，そのイラストである。中心静脈カテーテルを挿入する術者は，イラストのように手術時に使用するのと同様なガウン，キャップ，手袋，マスクを使用し，挿入部のみならず患者全体を覆う大きなドレープを使用する。これにより中心静脈カテーテル関連感染は，劇的に減少することが臨床研究で明らかにされており，標準的診療の一つと考えられている。その他カテーテルの挿入時に使う消毒薬では，これまで黄色のヨード薬（ポビドンヨード）が中心であったが，現在，2% クロロヘキシジンを使用するほうが感染率が低いことが知られている。

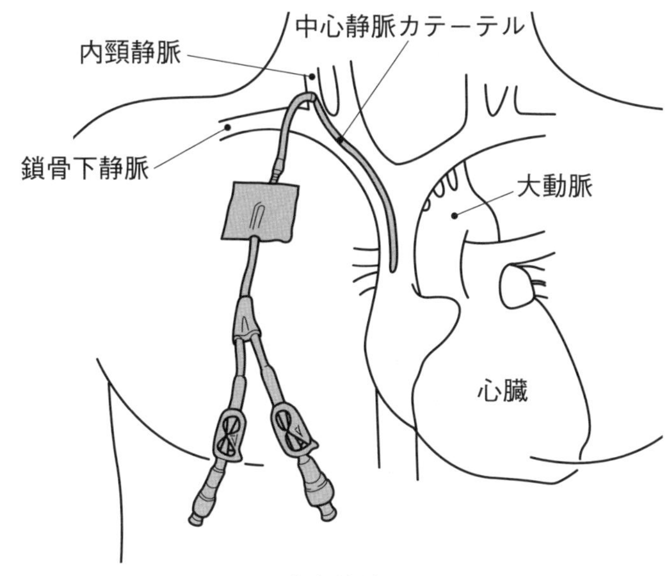

図 12-1　中心静脈カテーテル

表 12-2　代表的な中心静脈カテーテル関連感染

・カテーテル関連血流感染・感染性心内膜炎 ・カテーテル挿入部の皮膚軟部組織感染 ・カテーテル挿入部のポケット感染 ・長期留置カテーテルのトンネル感染 ・カテーテルの保菌

現在，わが国では0.5%クロロヘキシジン製剤のみ使用可能である。

（3）院内肺炎・人工呼吸器関連肺炎

現在，世界の死因で最も重要な疾患の一つが肺炎である。肺炎は，病院内に入院している患者全員がかかるリスクがあり，その予防が非常に

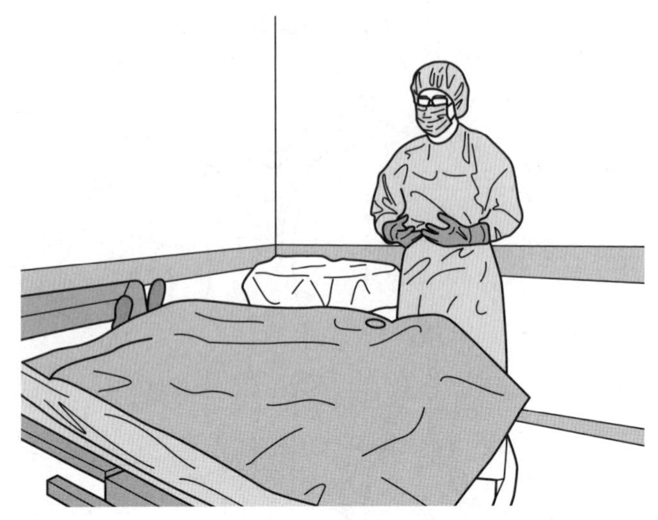

図 12-2　マキシマル・バリア・プレコーション

重要である。健常人であっても寝ている間には，わずかながら唾液が喉をつたって気管に入ることが知られており（微少誤嚥（ごえん）という），入院患者では昼夜無関係に寝ている体勢を取ることから，誤嚥が少なからず生じている。また患者は入院直後から，喉（咽頭）の部分に，グラム陰性菌と呼ばれる腸内や環境にいる菌が定着し，普段，咽頭にはいないはずの菌が誤嚥とともに食道内のみならず気管内に入り込む。唾液や菌は，重力により体位によって気管のみならず肺の深いところまで到達することが知られており，これが院内で発症する肺炎の大きな原因の一つと考えられている。さらに喉に管を通して呼吸を補助（人工呼吸器と呼ぶ）されている患者では，喉から気管に直接に管が入っており，この管が格好の“すべり台”のごとく菌が膜をつくり，肺の奥深く入り込む隙（すき）となる（図 12-3）。

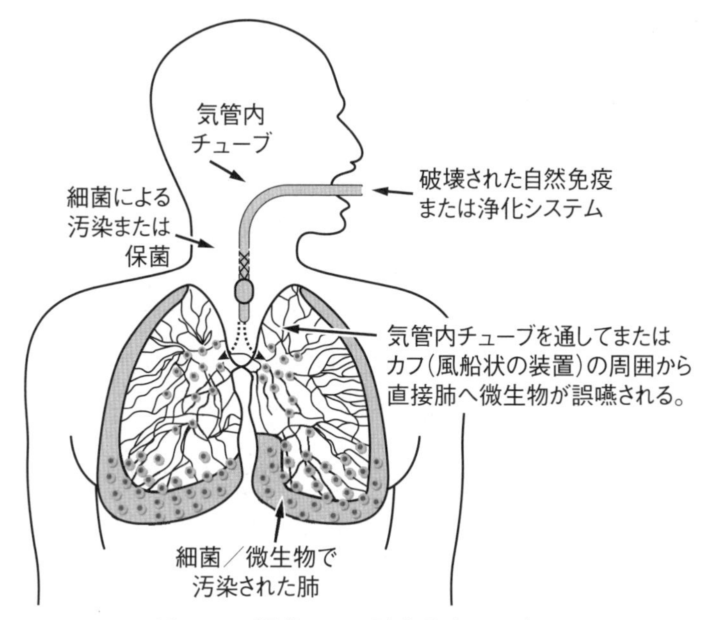

図 12-3　誤嚥による肺炎発症のしくみ

(4) 院内肺炎・人工呼吸器関連肺炎の予防策

図 12-4 は，院内肺炎または人工呼吸器関連肺炎を予防するための最も平易で安価な方法である。一つは，患者の状態が許せば，なるべく頭を上げておく (head-up と呼ぶ)。また鎮静薬で眠っている患者は，定期的に鎮静薬を中止し，気管に通している管が抜けないかを医学的に評価することが必要である。これらの 2 つを徹底することが肺炎を防止するのには有効であり，医療現場で実施の徹底が望まれる。

(5) 尿路カテーテル関連感染

一般に入院患者の多くは，尿路・尿道 (尿が出る道すじ) に管 (カテー

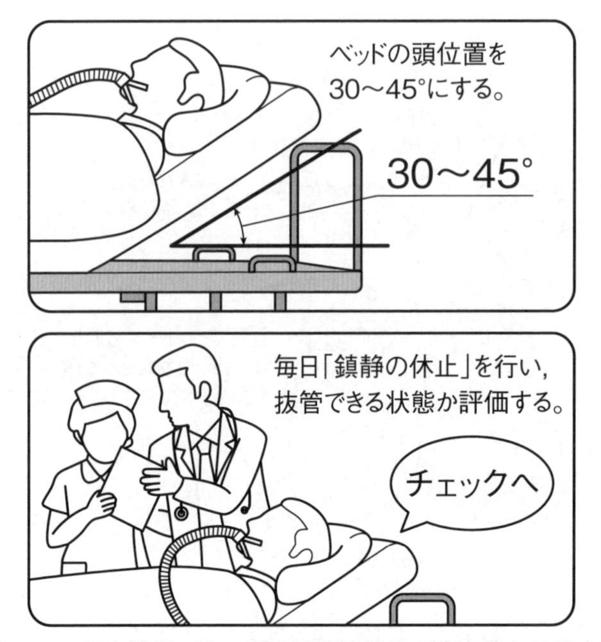

図 12-4　院内肺炎・人工呼吸器関連肺炎の代表的な予防方法

テル）を挿入して尿をプラスチック製バッグにためて尿量を正確に記録することが多い。特に重症な患者では挿入されることが一般的である。この尿路のカテーテルは，院内で発症する尿路の感染症の原因として最も重要である。尿路にカテーテルが挿入されている場合，尿路カテーテルを介した感染症が発生しやすくなっている。図 12-5 を参照。

（6）尿路カテーテル関連感染の予防策

最も重要な予防策は，不要になった尿路カテーテルを早期に抜去することである。シンプルであるが，最も効果的な予防策の一つである。

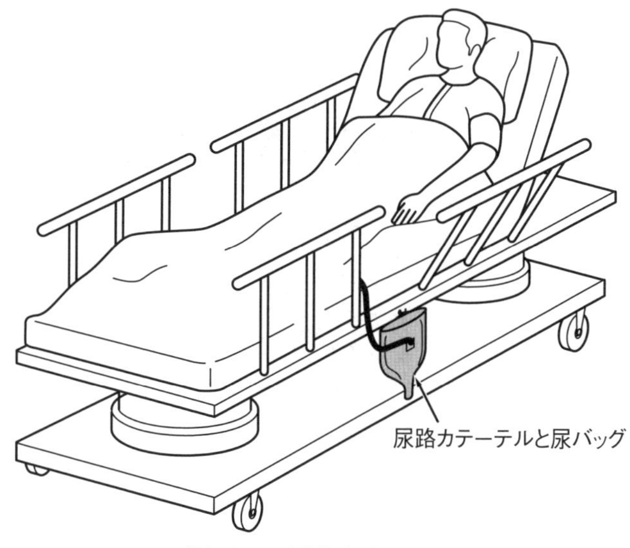

図 12-5　尿路カテーテル

（7）手術部位感染

手術を受けた患者は，手術部位に感染を起こすことが知られている。これまでの研究で，手術後に死亡する患者の約4分の3は術後発症した感染症が原因であることも分かってきている。そのため，手術後の感染症をいかに予防するかは，院内で重要な課題の一つである。

手術部位に感染が起こるのはなぜだろうか。さまざまな要因が考えられるが，大きく2つに大別されている。患者本人に起因する原因（患者本人の内因性要因と呼ばれる）と患者以外の因子によるもの（外因性要因）の2つである。外因性要因では，外科手術で使用する器具，手術室の環境，手術の技術（手術時間等も含む）等が含まれる。

手術部位感染は，おおよそ術後3～5日後に起こることが多く，創部の発赤，創部が離開して滲出物（しんしゅつぶつ）や膿が認められたりすることで臨床的に

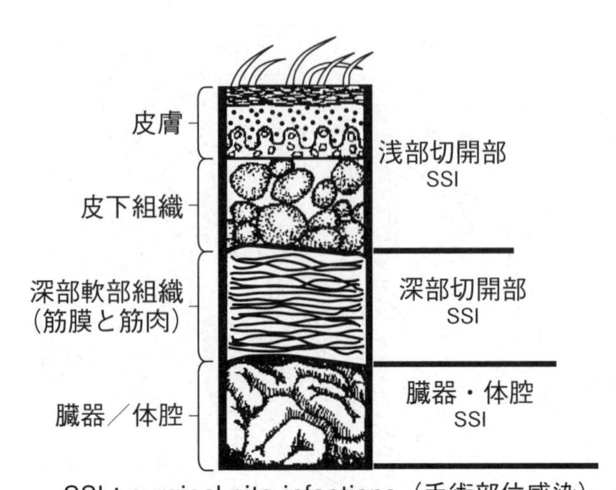

図 12-6　手術部位感染の分類（米国疾病対策センター（CDC）の図を改変）

診断する。手術部位感染をサーベイランスで追跡調査する場合には，米国疾病対策センターが定めた定義を用いることが多く，その定義では，術後 30 日以内に発症した手術部位感染とされている。図 12-6 に米国疾病対策センターが作成した図を改変し，手術部位感染の進達度による分類を示す。大きく 3 層に分かれているが，その感染の深さによって分類されている。

（8）手術部位感染の予防策

(a) 剃毛について

手術部位感染の予防策で最も重要なことの一つは，皮膚の剃毛をなるべく行わないことである。不要な剃毛を控えることが，シンプルであるが非常に重要な予防策の一つである。慣習的に，手術日の前日にカミソリ等で剃毛することがなされてきたが，前日のカミソリによる剃毛は，手術部位感染の大きなリスク要因であることが知られている。現在，世界標準的な予防策として，剃毛する場合は手術室で皮膚切開の直前に電気クリッパー（バリカン）にて，最小限に行うことが推奨されている。

(b) 抗菌薬の予防投与について

予防策では，抗菌薬の予防投与も重要であり，抗菌薬では，セファゾリンと呼ばれる薬の使用が一般的であり，24 時間以内に終了することが推奨されている。長時間にわたる手術の時には，3～4 時間ごとに追加投与することも推奨されている。

(c) その他の手術部位感染の予防策

患者側の要因として，糖尿病の患者では，血糖のコントロールは重要であり，喫煙者には禁煙等も必要である。またステロイド薬のような免疫を下げる薬を服用している場合には，なるべく減量すること等が必要である。より詳細なことは専門書等を参照していただきたい。

(9) クロストリディオイデス・ディフィシル（*Clostridioides difficile*）感染

院内で発症する下痢で，感染症が原因の下痢の 9 割近くがクロストリディオイデス・ディフィシルと呼ばれる細菌による下痢である。院外で(つまり市中で) 発症する食中毒・細菌性腸炎とは異なる疾患であることに注意する。クロストリディオイデス・ディフィシルは腸内細菌の一つであるが，抗菌薬や抗がん剤で腸内の正常な腸内細菌叢が破壊されると異常増殖し，病原であるトキシン（毒素）を産生する。このトキシンにより患者は幅広い疾患群（軽症から致死的な重症の感染症まで）を起こすことが知られている。この疾患群をクロストリディオイデス・ディフィシル感染と総称する。クロストリディオイデス・ディフィシル感染には，偽膜性腸炎，巨大結腸症等が含まれる。

入院患者は，入院直後から医療従事者からケアを受けるが，そのケアに際し，クロストリディオイデス・ディフィシルが定着（保菌）することが知られている。報告によると，入院後6割近くの患者がクロストリディオイデス・ディフィシルの保菌者になることもある。そのような状況下で，抗菌薬を投与されれば，前述のようにクロストリディオイデス・ディフィシルの異常増殖が起こり，トキシンが産生されると症状・疾患を発症する。

(10) クロストリディオイデス・ディフィシル（*Clostridioides difficile*）感染の予防策

クロストリディオイデス・ディフィシルは，院内伝播しやすい微生物としてもよく知られている。つまり，院内アウトブレイクを起こしやすい。その理由の一つは，菌がグラム陽性桿菌と呼ばれる長方形の形をした菌で，これが“冬眠状態”ともいえる“芽胞”（spore）と呼ばれる状態になって長く環境表面で生き残るからである。また芽胞となった菌は，アルコール手指消毒薬には耐性を示すため，院内ケアに際しては，医療従事者はケアの前後で流水・水道水にて手洗いをすることが，院内拡大を防ぐ際の予防策の基本である。

根本的な予防策としては，不要な抗菌薬を投与しない，発症した場合には抗菌薬は可能な限り中止することが重要である。感染対策については他項で述べるが，標準予防策および感染経路別対策では接触感染対策をとり，患者を個室管理するのが原則である。

4. 院内における包括的感染対策

1970年代から先進国を中心に包括的な院内での感染対策が施行されてきたが，重要なことは院内全体での取り組みが不可欠であるという点である。医療従事者は一人ひとりが医療安全，感染対策を十分に認識し実行する必要がある。

現在，多くの医療機関では，インフェクション・コントロール・チーム（ICT）と呼ばれる組織や感染制御部といった部署が設置されている。図 12-7 にその組織図を示す。国内では，院長を責任者として，院内感染対策委員会，ICT（感染管理医師，感染管理認定看護師，薬剤師，検査技師，事務）等，それぞれが役割を担い院内全体を統括する。英国等では，各病棟にリンクナースと呼ばれる連絡係が設置されており，院内全体での取り組みや情報共有に重要な役割を果たしている。

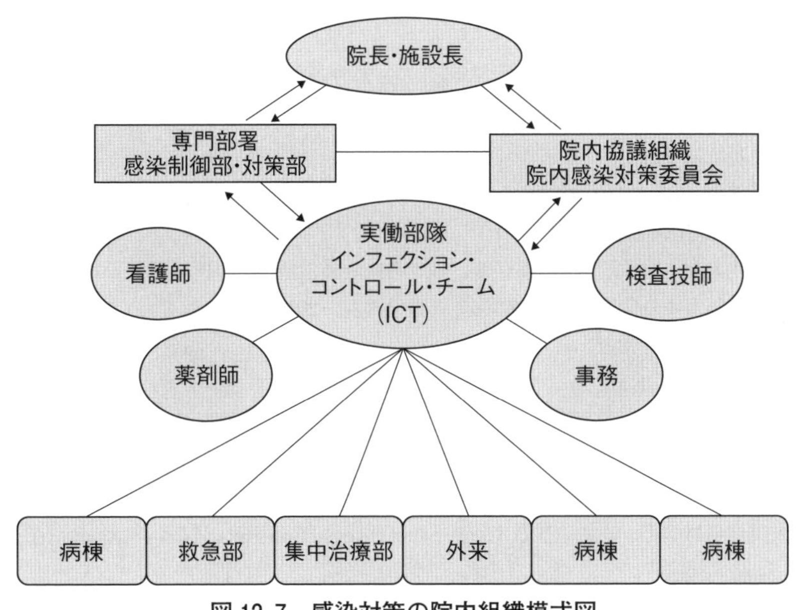

図 12-7　感染対策の院内組織模式図

5. まとめ

医療関連感染について，その歴史，対策の歴史，代表的5疾患とその予防策について概観した。医療安全の一環として医療関連感染は最大限，予防すべき事柄であり，今後も医療現場では予防策の徹底した実施と，実践的な医療者教育・生涯教育が望まれる状況である。新型コロナウイルス感染症のパンデミックにより，院内および院外での感染対策は広く周知されることとなった。今後もこのようなパンデミックに備え，国の安全保障の大きな柱として病院内での感染対策は，しっかりと構築しておく必要がある。

推奨図書・文献

・医学史について

山崎光男：『北里柴三郎　上巻，下巻』（中公文庫，2007年）

茨木　保：『まんが医学の歴史』（医学書院，2008年）

・感染対策について

矢野邦夫：『ねころんで読めるCDCガイドライン—やさしい感染対策入門書—』（メディカ出版，2007年）

岩田健太郎，川口鎮司，石渡由貴，他：系統看護学講座『専門分野Ⅱ　成人看護学11　アレルギー　膠原病　感染症』（医学書院，2016年）

・そのほかの参考文献

To Error is human.
http://www.iom.edu/~/media/Files/Report%20Files/1999/To-Err-is-Human/To%20Err%20is%20Human%201999%20%20report%20brief.pdf

矢野晴美：『感染症まるごとこの一冊』（南山堂，2011年）

米国疾病対策センター（CDC：Centers for Disease Control and Prevention）http://www.cdc.gov/

練習問題

問題 1　医療関連感染とは何か。

問題 2　医療関連感染の代表疾患は何か。

問題 3　医療関連感染の原因微生物で代表的なものを 2 つ挙げよ。

問題 4　院内で発生した感染性下痢の原因で最も重要な微生物は何か。

問題 5　医療関連感染の予防策で，最もシンプルで徹底した実施が望まれることは何か。

解答

問題 1　医療関連感染とは何か。

医療関連感染とは，入院後 48 時間以降に起こる感染症の総称である。これに対して，市中で，院外で起こる感染症を市中感染と呼ぶ。医療関連感染と市中感染では，原因となる微生物が大きく異なり，医療機関での感染症対策では，この区別が最初の入口となる。

メディア等で使用される「院内感染」や「病院感染」も同義であるが，国内学会の公式用語は「医療関連感染」である。

問題 2　医療関連感染の代表疾患は何か。

代表的疾患は 5 種類ある。中心静脈カテーテル関連感染，尿路カテーテル関連感染，院内肺炎，手術部位感染，クロストリディオイデス・ディフィシル感染である。これらを対象に院内での感染対策やサーベイランスが主に行われている。

問題 3　医療関連感染の原因微生物で代表的なものを 2 つ挙げよ。

例：黄色ブドウ球菌，緑膿菌

その他，表 12-1 に記載している微生物が挙がる。

腸球菌，コアグラーゼ陰性ブドウ球菌，大腸菌，腸内細菌のクレブシエラ，プロゲウス，セラチア，アシネトバクター，サイトロバクター，エンテロバクター等がある。

問題４　院内で発生した感染性下痢の原因で最も重要な微生物は何か。

クロストリディオイデス・ディフィシル

問題５　医療関連感染の予防策で，最もシンプルで徹底した実施が望まれることは何か。

手洗い・手指消毒で，これらを標準予防策と呼ぶ。

標準予防策については 13 章を参照のこと。

13 医療関連感染症②（感染経路別感染対策と職業感染予防）[1~4]

矢野　晴美

《目標＆ポイント》

本章では，病院施設や介護施設での基本的な感染対策である標準予防策，感染経路別隔離予防策（空気感染対策，飛沫感染対策，接触感染対策）を解説する。いつ，どのような疾患に対して，何を行う必要があるのかを理解する。

病院内や介護施設に勤務する職員は，勤務前に接種が推奨されているワクチンがいくつかある。ワクチンは自身を感染症から守ること，そして患者・入所者を感染症から守ることという2つの大きな目的がある。国内外で推奨されているワクチンは，麻疹，流行性耳下腺炎（ムンプス），風疹，B型肝炎，水痘である。これに加え季節性インフルエンザや新型コロナウイルスも加わっている。また結核の潜在感染（症状はないが，結核菌が体内にいる状態）になっていないかどうか（ツベルクリン反応等）を調べておくことは，自身の状態を知ることと患者を感染から守る点で極めて重要である。

医療従事者の職業感染予防で，針刺し・切創が挙げられるが，その基本事項をまとめる。特にB型肝炎，C型肝炎，HIV等血液や体液を介して感染する疾患の予防と曝露後予防について理解する。

《キーワード》　標準予防策，感染経路別隔離予防策，職業感染予防，針刺し・切創

1. はじめに

一般に，医療現場では，何らかの感染症が伝播するリスクが常に存在している。“病院内にいるから安心”“病院内にいたほうが自宅よりも安

心なので長く病院にいたい”等という患者をみかけるが，残念ながら，この認識は，感染管理の観点からは誤っていると言わざるを得ない。それはなぜだろうか。本章および12章を学習する中で，その理由を明解に理解していただければ幸いである。

本章では，基本的事項を解説する前にすでに，現場での職業経験等がある受講者も想定し，下記のセルフ・アセスメントを作成したので試してみてほしい。

1．3歳女児。麻疹の可能性があり入院した。感染対策で行うべきことは何か？
2．89歳男性。数か月前からの咳と体重減少があり，微熱と食欲不振で入院した。この患者の感染対策で行うべきことは何か？
3．76歳の介護施設入所中の男性。2日前から悪心・嘔吐・下痢が続き，脱水のため入院した。この患者の感染対策で行うべきことは何か？
4．56歳女性。糖尿病の既往があり，耐性菌のMRSA（メチシリン耐性黄色ブドウ球菌）が喀痰（かくたん）から検出されている。この患者が本日，発熱で入院した。この患者の感染対策で行うべきことは何か？

2. 病院内での感染対策

病院内は，“バイキン”の宝庫である。この衝撃の事実をあなたは知っていただろうか。患者の立場である時，“病院内にいるほうが医師や看護師がそばにいて安心”と思う人も多い。ある一面ではそうなのかもしれないが，感染症を専門にしている立場からは，“とんでもない”ことなのである。一般に，病院内は微生物，細菌の宝庫である。自宅にいる健康な人にとっては何でもない細菌（バクテリア）や真菌（カビ）が，病院内にいる免疫力の低下した患者にとっては，“とんでもない化物（ばけもの）”となり得る。つまり病院内にとどまればとどまるほど，“日和見感染”と呼ばれる感染症（自身の免疫力が低下している場合にのみ症状が出る病気）にかかるリスクが高くなるという逆説的なことが起こるのである。そのため，病院からはなるべく早期に退院するほうが，そのリスクが下がると考えられている。病院内でいろいろな医療行為を受けること，これ自体が医療関連感染（12 章を参照）のリスクであり，長く入院を続ければ続けるほど，さまざまな理由から，耐性菌（例：MRSA）を保菌するようになり，いずれその耐性菌により発症するという経緯をたどる場合がある。感染対策の観点からは，早期退院が医療関連感染の予防の点では望ましい。

さて，その医療関連感染であるが，どの病院でも起こり得る。そのため，なるべく科学的にエビデンスと呼ばれる立証済みの根拠を基に，最適な予防策を取ることが現場に求められている。医療関連感染は，交通事故に例えるのが分かりやすい。交通事故は，システムの改善や安全なシステムの構築により防ぎ得る事故も多い。しかし，発生数をゼロにすることは極めて難しい。医療関連感染は予防すべき事柄であるが，同様にゼロにするのは極めて難しいのである。世界各国で，入院患者を守るため，この予防し得る医療関連感染との戦いが続いている。

先進国のうち，特に米国では，2004 年頃以降，この予防可能な疾患である医療関連感染へ保険給付を停止する措置が取られて以来，特定の医療関連感染の発生率がゼロと報告される施設も増えている。感染対策が向上した点も理由であるが，早期退院を促し，長期療養型施設で同様の感染症が起こっているのではないかとの見方もある。

受講者の皆さんは，病院内で働く医療従事者になったつもりで下記を読んでほしい。皆さんの中には，患者の立場，患者の家族の立場の方もいるかもしれない。

病院内で患者ケアにあたる時，どのような感染対策が必要だろうか。

何となく，手洗い，マスク，うがい？ 等が大切だと思っている方が多いのではないか。

病院内でマスクをしている医療従事者や事務職員に遭遇することは多い。果たして，それらは何の予防なのだろうか。かぜを引いた時やインフルエンザの時等に日本国民のマスク着用は，世界保健機関（WHO）が提唱する“咳エチケット”にあたる。

しかし院内で，慣習的に着用されているマスクは，実際には効果があるのだろうか。この点は新型コロナウイルスのパンデミックにより，一定の効果があることが分かってきた。

しかし，マスクさえしていれば，“感染対策をしている”気分にはなるのであるが，“何のために”“誰を守っているのか”を明確に回答できる人は少ない。“なぜマスクをしているのか”を理解して着用できれば望しい。

実際に，効果的で適切な感染対策とはどのようなものだろう。どの患者を診療する時に，どんな感染対策が必要だろうか。いつもマスクが必要なのか。いつもガウンが必要なのか。手袋はいつするのが適切なのか。素手で患者ケアをしてもよいのだろうか。外科手術の創部を素手で触ってもよいのだろうか。このような疑問にすらすらと答えられるようになっていただけたら，本章の学習目的は十分に達成できたと言える。

病院内の感染対策は，一体，何のために行っているのだろうか。

1つは，自分自身を守る　personal safety

1つは，患者を守る　patient safety

の2つの目的のためである。

飛行機に搭乗すると，緊急時の避難について最初にビデオをみたり説明を聞いたりする。そこでも，“まず，自分の酸素を確保してから”，“子どもや高齢者等の酸素マスクを確保してください”とアナウンスがあるはずである。自分の安全を確保できないまま，他人の安全確保は困難である。医療現場も同じで，医療従事者は感染症から，まず自分自身を守る最適な予防策を取り，そのうえで，周囲の患者および同僚等を感染症から守ることが重要である。

表 13-1 に病院内での感染対策のまとめを掲載する。病院内での感染対策は，標準予防策と感染経路別隔離予防策に大きく分けられる。標準予防策は，患者全員を対象に施行するものである。感染経路別隔離予防策については，ヒトからヒトに伝播する疾患に対して，その感染する経路（院内では，主に空気感染，飛沫感染，接触感染の 3 経路）を遮断することで感染伝播，感染拡大を防止する。感染が伝播する経路には，動物からヒト，環境（水，海，川，土，植物等）からヒト，ヒトの性行為等もあるが，院内での感染経路は，前述の 3 経路が主体である。

（1）標準予防策

標準予防策とは，入院患者全員に対して取る予防策である。病院内での手洗いは 1860 年頃に，ハンガリー国籍で，オーストリアで勤務していた医師のゼンメルワイス（Semmelweis）により提唱されたのが世界で初めてである。その後，特に 1980 年代以降，米国疾病対策センター等は病院内での最適な感染対策を模索し，さまざまなガイドラインを策定してきた。わが国では，特に医療事故報道，メディアによる“院内感染”報道等による世論にも後押しされて，1990 年代の終わりから 2000 年代以降，医療現場にて標準予防策の励行がさかんに提唱され，現在に至る。さらに新型コロナウイルスのパンデミックにより，標準予防策は一般市民に周知された。

標準予防策とは，手洗い，手指消毒を中心とする予防策である。病室

表 13-1　基本的な感染対策の種類と適応

	対象となる疾患，微生物	装着すべき個人防護具・個室管理	例
標準予防策	すべての入院患者，外来患者	手洗い，手指消毒が基本 体液が飛散するリスクがある場合，ゴーグル，マスク，ガウン，手袋	病室入退室・患者ケアの前後の手洗い，採血時の手袋着用，救急室で，交通事故で四肢から開放創で出血している患者ケアではガウン，ゴーグル，手袋，マスク着用，手術室でのゴーグル着用等，皮膚の病変がある患者のケア
感染経路別隔離予防策	標準予防策と合わせて施行する予防策		
空気感染予防策	結核，麻疹，水痘 その他天然痘，高病原性インフルエンザ等 一部新型コロナウイルス	N95 マスク・個室で陰圧管理が原則	対象疾患や微生物が確定した場合，および臨床的に疑う場合はすぐに施行
飛沫感染予防策	飛沫により伝播する疾患 代表例：インフルエンザ，RS ウイルス，風疹，おたふく，百日咳，多剤耐性菌（MRSA や多剤耐性グラム陰性菌等）や髄膜炎菌等が喀痰から検出されている場合，A 群連鎖球菌による咽頭炎（抗菌薬投与後 24 時間まで），新型コロナウイルス	サージカル・マスク，個室管理が原則	対象疾患や微生物が確定した場合，および臨床的に疑う場合はすぐに施行
接触感染予防策	直接または間接接触により伝播する疾患 代表例：クロストリディオイデス・ディフィシル感染，ロタウイルス，ノロウイルス，多剤耐性菌（MRSA や多剤耐性グラム陰性菌等） 入院時または入院中に発症した下痢，疥せん，一部新型コロナウイルス等	ガウン，手袋着用，個室管理が原則	対象疾患や微生物が確定した場合，および臨床的に疑う場合はすぐに施行

への入室の前後，患者ケアの前後等で手洗い，またはアルコール成分を含む消毒ジェル等による手指消毒を行う。また体液に曝露するリスクがある場合には，手袋，ゴーグル，ガウン等も着用する。例えば，採血する時には，手袋を着用する，皮膚の病変は手袋を着用してケアし，素手では触らない，ゴーグル・ガウンは，外傷患者や体液が飛散する可能性がある場合着用する，等である。図 13-1，2 に，手洗いの仕方と手洗いの 5 つのタイミングを提示したので，参照してほしい。図 13-3 には，個人防護具を掲載した。

（2）感染経路別隔離予防策

感染経路別の隔離予防策は，病院内でヒトからヒトに伝播する感染症

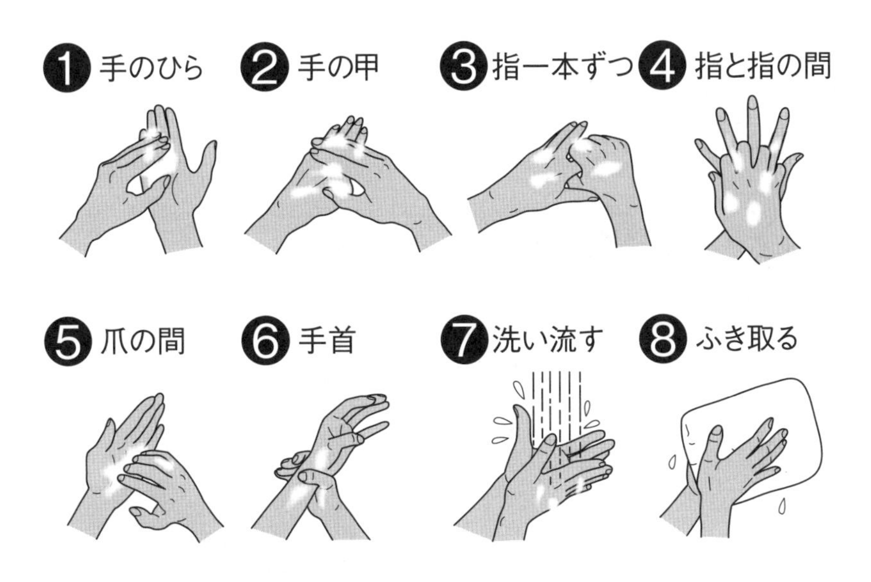

図 13-1　手洗いの仕方

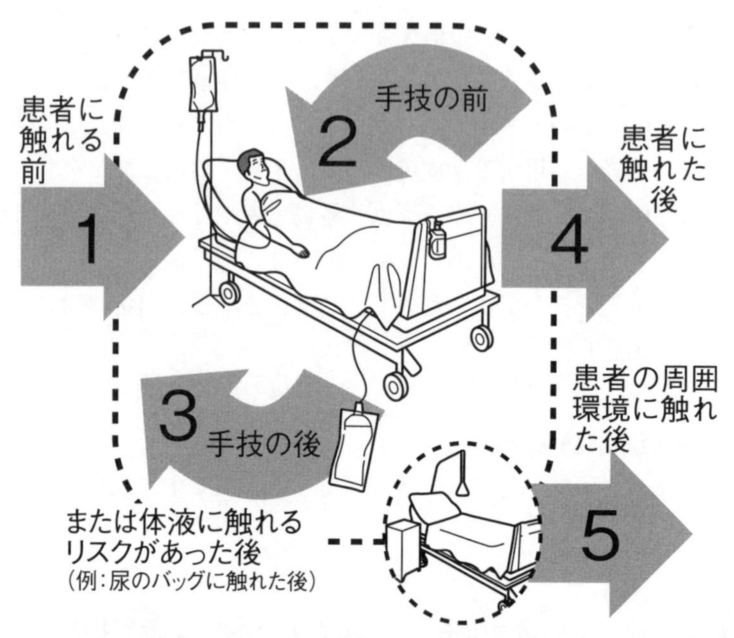

図 13-2　手洗いの 5 つのタイミング（世界保健機関（WHO）が提唱する“My 5 moments for hand hygiene”より改変）[5)]

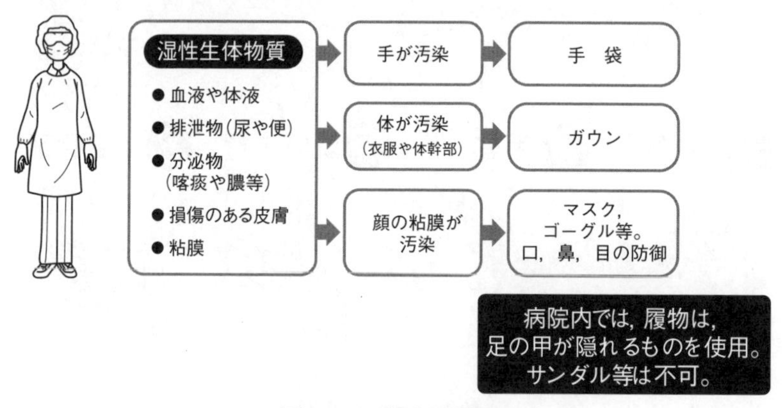

図 13-3　個人防護具

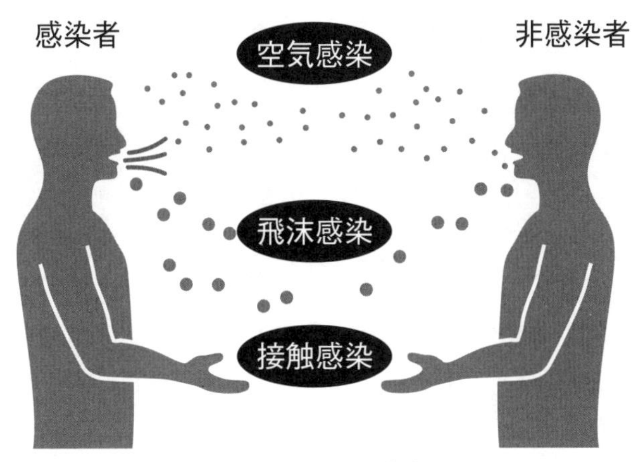

図 13-4　院内での感染経路

に対して，その感染経路を遮断することで予防する。

標準予防策は，入院患者の全員に対して実施し，隔離予防策はそれに追加して行う対策である。この感染経路別の予防策は，どのような患者に対して行う必要があるか。リスクのある患者や特定の疾患の診断が確定した患者に対して実施する。

図 13-4 に示すように，病院内では，感染症がヒトからヒトに伝播するのは次の 3 通りの経路である。

①空気感染＝空気を共有することで伝播する。

②飛沫感染＝せき，くしゃみ等による分泌物により伝播する。

③接触感染＝直接の接触，または，環境表面等（ドアのノブ，ベッドの柵，コンピュータのキーボード，病室の机等）を介しての間接的な接触で伝播する。

隔離予防策は，この 3 通りの感染経路を遮断することで感染伝播と拡大を防止する。

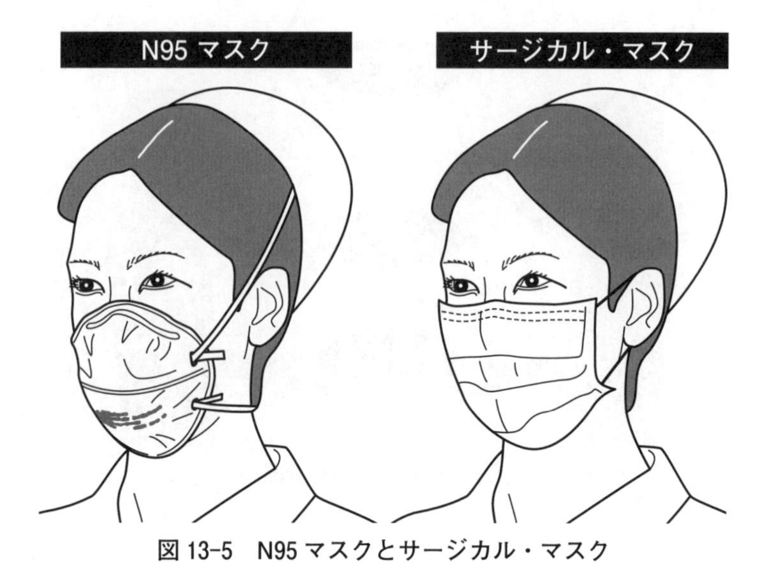

図 13-5　N95 マスクとサージカル・マスク

感染経路別の隔離予防策

①空気感染予防策

②飛沫感染予防策

③接触感染予防策

隔離予防策は，個室入院・隔離を原則とする。表 13-1（226 ページ）に各予防策の概要を，図 13-5 に感染経路別予防策で使用する N95 マスクとサージカル・マスクのイラストを掲載した。

（a）空気感染予防策

空気感染予防策は，空気を共有することで感染が伝播する疾患に適応となる。

主な疾患は結核，麻疹，水痘の 3 つである。このほかバイオテロリズムとしての天然痘，2003 年に起こった世界的アウトブレイクの SARS，病原性の高い鳥インフルエンザや新型インフルエンザもこの対象になった。2020 年以降パンデミックを起こしている新型コロナウイルスも一部空気感染することが知られている。

空気感染では，一定の時間，同じ空間を共有した場合，感染のリスクがある疾患である。患者は咳等で，小さな微粒子を排出するが，この微粒子により病気が伝播する。この微粒子は非常に小さく，長い時間空中に浮遊し遠くまで到達する。そのため空間を共有した人がその微粒子を吸い込むことで感染が成立することが知られる。微粒子の大きさは，5 μm（マイクロメートル）以下の大きさである。N95 マスクは，この小さな微粒子を遮断して透過させない機能を持っている。

空気感染を起こす結核，麻疹，水痘のうち，最も感染率が高いのは麻疹である。これまでメディア報道されてきたが，学校や大学等が麻疹のアウトブレイクで休校になったことが記憶に新しい。同じ教室で授業を受けた学生で抗体を持っていない人は，90％ぐらいの割合で感染・発症することが知られる。結核は，同じ部屋にいても，感染が成立する（結核菌が体内に入る）可能性は 50％程度であり，さらに発症する人は，接触後，2 年以内に 5〜10％程度と報告されている。水痘の感染力は麻疹と結核の中間ぐらいで，曝露後 60〜70％ぐらいが発症する。結核，麻疹，水痘，これら 3 つの感染症が疑われた段階で，感染対策は実施することが必要であり，確定診断がつくまで対応を待たずにただちに感染対策を実施する。新型コロナウイルスの感染性は水痘に近いとの報告もされた。

（b）飛沫感染予防策

飛沫感染予防策は，飛沫感染する疾患に適応になる。患者の咳やくしゃみ等，飛沫によって伝播する疾患に適応となる。飛沫感染と空気感染は，どこが違うのだろうか。

飛沫感染では，飛沫（微粒子）の大きさが 5 μm 以上で大きいため，重力の関係で遠くまで到達できない。可能な範囲が咳やくしゃみのしぶきが飛ぶ範囲内，つまり，患者の半径 2 m 程度と言われる。一般的には，患者から 2 m 以上離れている場所にいれば，感染のリスクは少ない，ほぼない，と考えてよい。新型コロナウイルスの感染対策でソーシャル・ディスタンスとして間隔を 1～2 m あけるように推奨されているのは，このためである。予防には，サージカル・マスクを着用する。N95 マスクは不要である。

（c）接触感染予防策

直接，または間接的に接触することで感染が伝播する疾患に適応になる。直接接触とは，感染患者に直接，触れることによって感染が拡大することである。間接接触とは，汚染された環境表面（病室内で高頻度に多数の人が接触する部分等，例：ドアのノブ，テーブル，ベッドの柵等）に人が交差することである。間接接触による交差汚染（cross-contamination）が起こることで感染が成立，拡大することはよく知られており，汚染された環境表面に触れない，十分に消毒する，手洗いを励行することが重要である。手や衣服等の汚染を防止するため，手袋，ガウンを着用する。

院内アウトブレイクをよく起こすことで知られるクロストリディオイデス・ディフィシルは，環境表面で長く生き残ることが知られる。それは芽胞と呼ばれる“冬眠”状態のような自分を守るシステムで厳しい環境に対応できる姿である。芽胞はアルコールにも耐性を示すため，対応を考える必要がある。手洗いは流水で行う。アルコール性のジェルのみでは不十分である。クロストリディオイデス・ディフィシル，ノロウイルス，ロタウイルスの感染患者の対応では，アルコール製剤による手指消毒でなく，流水で手洗いをすることが必要である。下痢や吐物で汚染された環境表面は，アルコール消毒では不十分であり，次亜塩素酸やアルデヒド系の消毒薬にて払拭する。新型コロナウイルスのパンデミックでも接触感染するため，その対策がとられている。

3. 職業感染予防[1〜4)]

表13-2に病棟実習前，または，医療機関に入職前の医療従事者に推奨されているワクチンの一覧を掲載した。ワクチンは，自分の身を守るため，また患者の身を守るため，の2つの目的から推奨されている。

表13-3には，結核対策としての事前検査を示した。病棟実習前，医療機関に入職前に事前の状態として，ツベルクリン反応および血清クォンティフェロン検査を行う。もし陽性の場合は，胸部レントゲン検査により活動性の結核病変がないことを確認しておく。病棟等で結核患者に曝露した場合には，この事前の状態との比較が重要となるからである。

表13-2　医療従事者に推奨されるワクチン

表13-2
麻疹
風疹
ムンプス
水痘
B型肝炎
季節性インフルエンザウイルス
新型コロナウイルス

表13-3　病棟実習の前，入職前の事前検査

表13-3
ツベルクリン反応
または血清クォンティフェロン検査
上記が陽性の場合，胸部レントゲン検査

4. 針刺し・切創[1~4)]

病院内でのケアでは，針刺し・切創のリスクがある。注射器の針，手術中の縫合針，メス，カテーテルのガイドワイヤー等，医療従事者は，鋭利な医療器具で誤って負傷することがある。病院内で，血液や体液を介してヒトに伝播する疾患の予防と対策は，自身の生命の安全の面からも重要である。

HIV，B 型肝炎，C 型肝炎の 3 つは，血液，体液を介して感染が成立する代表的な疾患である。日常生活においても，血液や体液に曝露された場合，感染リスクがある。医療従事者は院内での勤務中に，血液や体液に曝露するリスクがあるが，これらの疾患から確実に身を守ることが必要である。

身を守る方法は，

①ワクチン予防を確実に行う。B 型肝炎はワクチン予防が可能である。

②標準予防策の徹底（手袋着用）。特に，採血時等では手袋を着用し，針刺し等での負傷を最小限にするのが望ましい。

③採血に関しては，針にリキャップしない（針刺し予防）。

④針または鋭利な物は，針捨てボックスにただちに捨てる。

⑤足の甲を守るシューズを着用する（サンダルや足の甲が覆われない履物は不適切）。

針刺しは，新人で慣れていない人に多い傾向があり，病棟実習や就職直後の慣れない時期に頻度が高いという報告もある。また針刺し・切創は，指のみならず，手術室等で針やその他鋭利な器具が床に落下してくる時に，足の甲等に起こるリスクもある。

（1）曝露後予防[1,2)]

針刺し・切創を起こしたら，ただちに流水で患部を洗い流す。病院内の担当部署に，針刺し・切創の報告をただちに行う必要がある。オリエンテーションや入職の時に針刺し・切創の担当部署，労働災害時の対応部署は，自身で確認しておくことが望ましい。

担当部署にただちに連絡した後，採血検査を施行する。HIV の患者（曝露源）で針刺し・切創を起こした場合は，30 分～2 時間以内の抗 HIV 薬の予防投与の必要があり，B 型肝炎が陽性の患者（曝露源）では，免疫グロブリンやワクチンの再接種等の予防策が必要となる。特に HIV 患者では迅速な対応が必要であるため，周囲に知らせて助けを求める。

針刺し・切創の対応では，いつ，どこの病棟で，何をしている時に，どのような針（鋭利物）で，どのように針が刺さったのか，等の情報が重要となる。針刺しにより感染が成立するかどうかは，曝露した血液の量や，負傷した傷の深さ等が関係している。また，二度と同じ事故が起こらないように，どうして起きたのかを振り返ることが必要である。

対応で最も緊急性が高いのが HIV，次が B 型肝炎，最後が C 型肝炎である。感染性の強さは，B 型肝炎＞C 型肝炎＞HIV の順である。

米国疾病対策センターがデータをまとめているが，針刺し・切創を起こした場合，疫学的に以下のおおよその割合で感染が成立していたと報告されている[1)]。

・B 型肝炎　30％程度（針刺し・切創をした者が分母で，発症した者が分子）
・C 型肝炎　3％程度（同上）
・HIV　0.3％程度（同上）

これらの数字は，自分が曝露した時に発症する確率とは異なる。発症のリスクは，曝露した血液の量，負傷の場所や創部の深さ等が影響することが知られる。

(2) 汚染環境の消毒

B型肝炎ウイルスは，非常に少量でも感染が成立し，アルコール耐性（アルコール綿や手指消毒用のアルコール製剤）である。したがって，血液に曝露しやすい透析センター等でアウトブレイクが起こりやすい。テーブルや病室に血液が散っている場合，アルコール綿で拭いても消毒できない微生物の代表が，B型肝炎である。次亜塩素酸やアルデヒド系の消毒薬等を使用する必要があることに留意してほしい。HIVの場合も，アルデヒド系，次亜塩素酸系，エチルアルコール50%の濃度等で環境表面を消毒する。

(3) 曝露後の対応

HIVが陽性（またはリスクがある）の患者の体液等に曝露した場合，理想的には30分以内に（2時間以内が望ましい），HIVの治療薬の服用を開始することが推奨されている[1,2]。迅速に上司，そして担当部署に連絡し対応を開始する。

B型肝炎は，発症するまでの潜伏期間が45〜90日程度である。もし抗体がない場合には，48時間以内に免疫グロブリンの投与を行う。

C型肝炎は，非常に長い潜伏期間（半年〜1年以上）を持つ。C型肝炎ウイルスは，通常は急性肝炎は起こさず，"慢性化"することが多い。ワクチンはなく，万一，発症した場合，C型肝炎の標準的なウイルス治療薬による治療を行う。

さらに具体的な対応は，針刺し・切創対応の院内マニュアルや部署等で確認しておくとよい。

表 13-4 曝露後の血液検査

曝露源（感染源となる患者）
HIV HBsAg, HBsAb HCV

（文献1～3）をもとに作成）

表 13-5 曝露者の採血検査（針刺し負傷者）

曝露時	4～6週目	3か月後	6か月後
HIV, HBsAg, HBsAb, HCV 肝機能	HIV HBsAg, HBsAb HCV-PCR （1～3週目） 肝機能	HIV HBsAg, HBsAb HCV 肝機能	HIV HBsAg, HBsAb HCV 肝機能

（文献1～3）をもとに作成）

（4）針刺し・切創または検体に曝露後の血液検査の項目[1～3)]

表13-4は，曝露後の血液検査項目の対応例である。各病院で規定の検査項目にて施行する。曝露後の採血は，曝露時，3～4週間目，3か月目，6か月目に採血を施行する（表13-5）。感染が成立している場合には，通常，多くが3か月以内に抗体陽性になることが知られ，6か月目以降で抗体検査が陽転化することはまれであると言われている。採血の項目や日時は，各施設のプロトコールに従う。

[セルフアセスメントの回答]

1．3歳女児。麻疹の可能性があり入院した。感染対策で行うべきことは何か？

標準予防策を施行する。そのうえで，麻疹は空気感染するので，空気感染予防策を取る。個室入院，陰圧管理とする。医療従事者で，麻疹抗体が陰性の者，麻疹ワクチン接種歴のない者は，担当者にならないことが賢明である。罹患歴のある者，ワクチン接種歴のある者は通常の勤務が可能である。患者家族や医療従事者で自身の麻疹罹患歴やワクチン接種歴が不明なものは，患者の病室への入室に際して N95 マスクを着用する。

2．89 歳男性。数か月前からの咳と体重減少があり，微熱と食欲不振で入院した。この患者の感染対策で行うべきことは何か？

標準予防策を施行する。そのうえで，結核を鑑別診断に挙げる場合は，疑い症例の段階から個室入院，陰圧管理とする。医療従事者，家族は，患者の病室への入室に際して N95 マスクを着用する。患者本人は，サージカルマスクにより病室外に出ることができる。

3．76 歳の介護施設入所中の男性。2 日前から悪心・嘔吐・下痢が続き，脱水のため入院した。この患者の感染対策で行うべきことは何か？

入所中の下痢は，一般に，接触感染対策を取ることが望ましい。感染性があると想定した対応を迅速に取ることで感染拡大を未然に防ぐことができる。個室入室，医療従事者は，ケア前後で手洗いをしっかりと行う。そのうえで，病院内での接触感染対策では，医療従事者はガウン・手袋着用が原則である。介護施設では，入所者の重症度等により，ガウンや手袋を着用するかどうかは，所内での取り決めが事前に必要である。

4．56 歳女性。糖尿病の既往があり，耐性菌の MRSA（メチシリン耐性黄色ブドウ球菌）が喀痰から検出されている。この患者が本日，発熱で入院した。この患者の感染対策で行うべきことは何か？

標準予防策を施行する。そのうえで，喀痰から MRSA が検出されているため，飛沫感染予防策および接触感染予防策を施行する。個室入院，飛沫感染予防のため，サージカル・マスクを着用，接触感染対策として，ガウン・手袋着用を実施する。

引用文献

1）米国疾病対策センターの週報の MMWR. 50（RR-11）：1-42, 2001
2）米国疾病対策センターの週報の MMWR. 54（RR-9）：1-17, 2005
3）Wilson JW, Esters LL eds：『Mayo Clinic Antimicrobial Therapy Quick Guide』, p312,（Mayo Clinic Scientific Press, Kentucky, 2011 年）
4）矢野晴美：『感染症まるごとこの一冊』（南山堂, 2011 年）
5）世界保健機関 WHO："My 5 moments for hand hygiene"（http://www.who.int/gpsc/5may/background/5moments/en/）

参考文献

岩田健太郎, 川口鎮司, 石渡由貴, 他：系統看護学講座『専門分野Ⅱ　成人看護学 11 アレルギー　膠原病　感染症』（医学書院, 2016 年）

練習問題

問題 1　手洗い, 手指消毒は患者ケアの際, いつ行うべきか。5 つの代表的なタイミングを述べよ。

問題 2　空気感染予防策の適応疾患は何か。代表疾患 3 つを述べよ。

問題 3　アルコール製剤で消毒が難しい微生物を 2 つ挙げよ。

問題 4　針刺し・切創において, 血液を介して感染する疾患で最も感染性の高い疾患は何か。

問題 5　HIV 患者で針刺しした時に, 予防薬はどのくらい時間的な緊急性をもって開始するのが望ましいか。

解答

問題１　手洗い，手指消毒は患者ケアの際，いつ行うべきか。5 つの代表的なタイミングを述べよ。

患者に触れる前後，手技の前後，体液に曝露リスクの前後，患者の環境周囲に触れた後である。

問題２　空気感染予防策の適応疾患は何か。代表疾患 3 つを述べよ。

麻疹，結核，水痘。ほか，一部新型コロナウイルス，天然痘，SARS，高病原性インフルエンザ，等。

問題３　アルコール製剤で消毒が難しい微生物を 2 つ挙げよ。

B 型肝炎，クロストリディオイデス・ディフィシル，ノロウイルス，ロタウイルス，等。

問題４　針刺し・切創において，血液を介して感染する疾患で最も感染性の高い疾患は何か。

B 型肝炎

問題５　HIV 患者で針刺しした時に，予防薬はどのくらい時間的緊急性をもって開始するのが望ましいか。

曝露後 30 分以内が理想であり，できる限り 2 時間以内に投与開始する。

14 予防接種と感染症

北村　義浩

《目標＆ポイント》
感染症から身を守るためには予防接種が効果的である。ワクチンと予防接種の考え方について学ぶ。

《キーワード》 予防接種，生ワクチン，不活化ワクチン，トキソイド，mRNAワクチン，社会防衛，個人防衛，SARS-CoV-2：新型コロナウイルス，COVID-19：新型コロナウイルス感染症 2019

1．概要

微生物の病原性を人為的に減弱させたり消滅させたりしたもの，または微生物の一部分，あるいは毒性を消滅させた細菌毒をワクチンという。ワクチンを飲ませたり注射したりで身体に入れたりする行為を接種という。ワクチン接種によって，その病気に対する免疫学的メモリーを形成することを予防接種という。予防接種によって免疫学的メモリーを作り得る感染症，すなわち，予防できる疾患をワクチン予防可能感染症（vaccine-preventable diseases：VPD）という。

ある病原微生物に初めて感染した時の一次免疫応答と同じ微生物に再感染した時に起こる二次免疫応答は質的に異なる（図 14-1）。一次免疫応答は応答開始が遅く程度は弱く，すぐに終わる。この時，体内にメモリー細胞が生まれる。二次免疫応答では応答開始が迅速で程度は一次応答よりも強く長期にわたり持続する。このような二次免疫応答の性質に

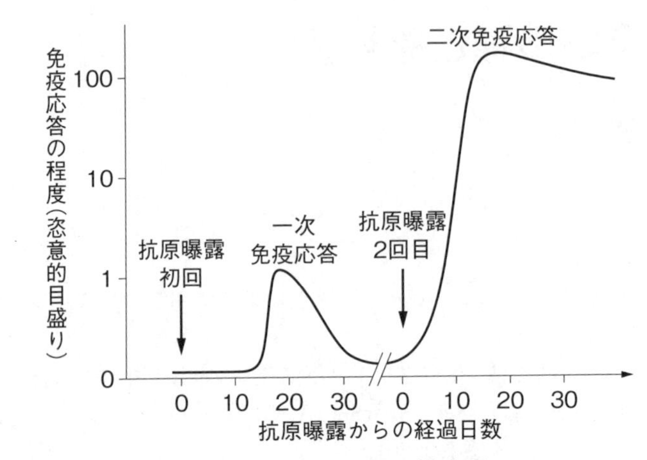

図 14-1　免疫応答の模式図

1 回目の抗原曝露時の一次免疫応答と 2 回目以降の抗原曝露時の二次免疫応答では，質・量ともに異なる。

照らし，予防接種ではワクチンを数週間ほど開けて複数回接種するのが一般的である。

2. ワクチンの歴史

天然痘は伝染性・致死性が非常に高い疫病である。顔面頭部を含め全身に膿水疱が出現し，運良く生き残っても顔面に醜い瘢痕が残るため怖れられた。一度天然痘にかかると再び天然痘にかからないことが知られていた。それゆえ一度天然痘にかかった者だけが天然痘患者の看護に従事したという。健常な子に天然痘患者の着物を着せたり，天然痘の膿疱の痂皮を健常な子の鼻に吹き込んだりして，軽症の天然痘にかからせようという試みが中国等で行われた。この「人痘接種」が予防接種の始まりである。この原始の予防接種は，対象感染症に軽くかけさせてその疾患にかからないようにさせるという発想であった。しかし軽くかかる保証はなく危険な予防接種であった。

エドワード・ジェンナー（英国・1749〜1823 年）は新しい発想で人痘接種に代わる「牛痘接種」を考案した（1798 年）。ウシ乳しぼり女たちが牛痘（ヒトの天然痘に似たウシの病気で，ヒトも稀に感染するけれども軽症で治癒する）にかかると天然痘にかからないという経験則から，天然痘に似ている牛痘という病気にわざとかからせて，天然痘を予防できることを実証した。しかし，軽症ですむ類似感染症が存在する等という好都合なことがそうそうあるわけではない。この観点でジェンナーの方法は汎用性が低かった。

ルイ・パスツール（フランス・1822〜1895 年）は，病原体を操作して，病原性を消失させた病原体，または，軽症の症状だけを呈するような弱毒性の病原体を人為的に作製し，これをワクチンとして使用する手法を考案した。これが病原体の不活化・弱毒化である。最初のヒト不活化（弱毒化）ワクチンは狂犬病ワクチンである（1885 年）。パスツールの確立した考え方は現代に受け継がれている。病原微生物の不活化は，ホルマリン等の化学薬品による処理法が一般的である。弱毒化ウイルス作製の典型的な方法は，動物や培養細胞での継代である。例えば，アルバート・セービン（米国・1906〜1993 年）はポリオウイルスを培養細胞で継代して弱毒ウイルスを分離して生ワクチンとすることに成功した。これがポリオウイルスのセービン株である。

3. 予防接種の効果

予防接種には個人防衛と社会防衛の 2 つの役割がある（表 14-1）。個人防衛とは，自分がかからない，および，もしかかっても軽くてすむという 2 つの役割を指す。それゆえ，個人防衛を主目的とする場合には，集団接種は行わず，高リスクの者を対象にして個別接種を実施しても良

表 14-1　予防接種の 2 つの役割

社会防衛（集団予防）	個人防衛（重症化予防）
集団の罹患率が高い時	集団の罹患率が低い時
集団の利益	個人の利益
利他的	利己的
集団接種	個別接種
画一的	オーダーメイド
質より量：高い接種率を維持する	量より質：自己管理と自助努力
受ける義務（努力義務）	接種は自己決定

い。一方，社会防衛とは，周囲の人たちに感染を拡げないという役割を指す。予防接種は，予防接種を受けられない人々も助ける役割があり，それこそが社会防衛である。例えば，多くの人が予防接種を受けることによってその VPD にかからなくなれば，予防接種を受けずにいる人（例：白血病の患者等医療上の理由で予防接種を受けることができない者，ワクチンを受ける年齢になっていない乳児，妊婦）や免疫力の低下した人（例：高齢者，ワクチンは受けたけれど実際には免疫が十分に獲得されない人，医療で免疫抑制剤を投与されている人，HIV 感染者）を VPD から守れる。それゆえ，社会防衛を主目的とする場合には，個人防衛とは対照的にリスクが高い者への個別接種ではなく，普遍的な集団接種が必須である。ただ，どの予防接種にも社会防衛と個人防衛の 2 つの役割が必ず混在する。

発症に対するワクチンの有効性（efficacy）が 50%以上であれば，市民に対して広く接種を実施する意義があるとされる。具体的には，接種群と非接種群（対照群）で一定期間後にその感染症に感染した者の割合（発症率）を測定する。efficacy＝{1－(接種群の発症率)/(対照群の発症率)}×100 で計算される。例えば，efficacy が 70%とは，ワクチンを接種せず

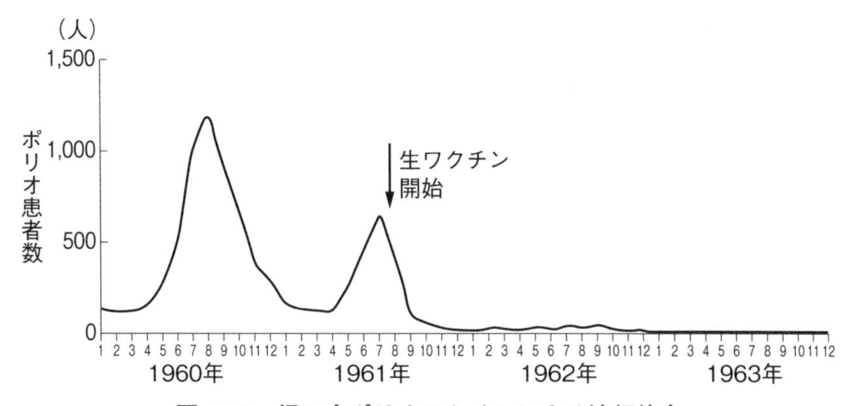

図 14-2　経口生ポリオワクチンによる流行終息

毎夏流行を繰り返していたポリオがセービンワクチンを 1962 年に開始したところ終息した。

に罹患発症した者のうち 70％の者は，ワクチン接種していれば発症を免れただろうという指標である。

予防接種の集団接種の効果を二例みてみよう。一つ目の事例は，ポリオの流行をワクチンで抑え込んだ事例である（図 14-2）。ポリオは糞口感染で伝染する。感染者の便が混入した水や食物を経口摂取することで感染が広がっていく。わが国では 1950 年から毎年 1,300 例から 4,200 例の患者が報告されていた。1960 年には 5,600 人超の発症者が認められ，親たちによる生ワクチンを求める社会運動が勃発した。その声に押される形で，翌 1961 年 7 月と 1962 年春・冬の三度にわたる経口生ポリオワクチン（セービン株）が全国乳幼児と児童に対して一斉に投与された。そのおかげで患者は著減し，1962 年以降は毎夏恒例のポリオの流行がまったく見られなくなった（図 14-2）。1964 年からは定期接種化され患者は激減し 1980 年の 1 例を最後に野生ポリオウイルスによる新規患者は皆無である。2 つ目は，百日咳ワクチンでの集団接種中断による流

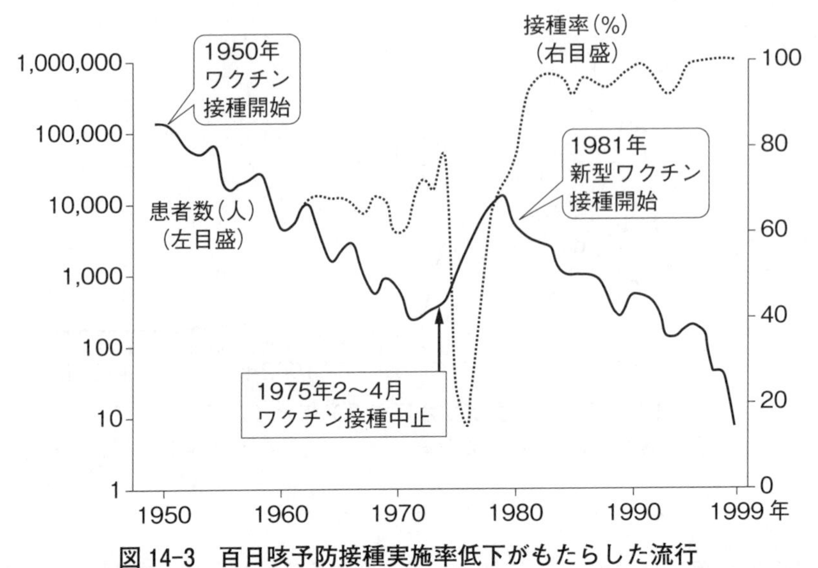

図 14-3　百日咳予防接種実施率低下がもたらした流行

実線は百日咳患者数（1949～1999 年）を示し，破線は百日咳予防接種実施率（第 1 回目，1962～1999 年）を示す。

行勃発と接種再開による流行終息の事例である（図 14-3)。1940 年代に年間 10 万人以上が百日咳に罹患していた。1950 年以降にワクチンが普及するにつれて患者数・死亡者数は減少し，1968 年から始まった三種混合（DPT）ワクチンの普及もあって 1970 年前半には患者数が約 300 人にまでに低下した。しかし，1974 年 12 月と 1975 年 1 月のワクチン接種後の 2 死亡例をきっかけに，DPT ワクチンの接種は 1975 年 2 月に中止された。4 月に再開されたもののワクチンに対する不信感が蔓延し予防接種率は約 14％までに著低し，百日咳の流行が勃発した。1975～1979 年の五年間で 31,743 人もの患者と 118 人の死者が報告された。1981 年に改良型 DPT ワクチンの接種が開始され，その安全性が信頼を得るにつれ予防接種率が 90％以上に向上して流行は終息した。ワクチンの集団接種の効果が明らかになった重要事例である。同時に，一般に親たちの関心は予防接種の大きな予防効果よりも，接種後の少数の副反応に過剰に向けられやすいこともうかがえる。

予防接種は，感染症治療のあり方を是正する重要な役割もある。例えば薬剤耐性細菌感染の予防にも予防接種は有効である。子どもの細菌性髄膜炎を引き起こすインフルエンザ桿菌や肺炎球菌では，薬剤耐性菌が稀ではなくなって治療が困難な場合もあり深刻な問題である。このような治療困難な感染症においては予防が極めて重要である。そして，このことは不適切な抗菌薬の使用を減らすことに寄与し，ひいては薬剤耐性菌の蔓延を防ぐことになる。

4. ワクチンの種類（表 14-2）

ワクチンには，生ワクチンと不活化ワクチン（広義）と核酸型ワクチンがある。生ワクチンは弱毒生ワクチンとも言い，微生物の病原性を著しく低下させつつも，ヒトの体内で増殖できる微生物を言う。それゆえヒトに軽症または無症候性の感染を起こす。周りの人にこの弱毒微生物が伝染してしまう恐れはないとされる。ただ，ごく稀にもとの病気が発生してしまう欠点がある。一方，不活化ワクチン（広義）は，ヒトへの感染性はまったく失われている（ヒトの身体の中では増殖しない）ものの，その病原体に対する免疫メモリーを形成できるワクチンの総称である。微生物が増殖しないので感染症を発症しないという観点で生ワクチンよりも不活化ワクチン（広義）のほうが安全性は高い。不活化ワクチン（狭義）とは，微生物をホルマリン処理等で病原性を消滅させたものである。さらにそこから免疫を作るのに必要な成分だけを分離・精製したものを特に「成分ワクチン」と呼ぶ。時に，そのような成分（タンパク質）を酵母等安全な微生物で合成することもある（例：B 型肝炎ワク

表 14-2　ワクチンの種類

種類	タイプ	例
生ワクチン	弱毒化ワクチン	麻疹，BCG
不活化ワクチン（広義）	不活化ワクチン（狭義）	HAV，ポリオ
	成分ワクチン	百日咳，インフルエンザ
	組換えタンパク質ワクチン	HBV，HPV，COVID-19
	トキソイド	破傷風，ジフテリア
核酸型ワクチン	mRNA ワクチン	COVID-19
	組換えウイルスワクチン	COVID-19

BCG：結核ワクチン，HBV：B 型肝炎，HAV：A 型肝炎，HPV：ヒトパピローマウイルス，COVID-19：新型コロナウイルス感染症 2019

チンの成分である HB$_{S}$タンパク質)。ウイルス粒子から分離精製するのではないことに留意して欲しい。このような方法で作製されたものを「組換えタンパク質ワクチン」と呼ぶ。細菌の作り出すタンパク質毒素（外毒素）の毒性を消滅させ免疫メモリーを形成する性質は残したものをトキソイドという。核酸型ワクチンには「組換えウイルスワクチン」と「核酸ワクチン」の 2 種類がある。前者は遺伝子組換え技術によって，ワクチンを作りたいと考えている対象病原体（例：SARS-CoV-2）の適切な遺伝子を，病原性が低められたウイルス（アデノウイルス等）に組み込んで，「組換えウイルス」を作製する技術に基づく。後者は，対象病原体の適切な遺伝子を DNA または mRNA（メッセンジャー RNA）の形で体内に入れる手法である。どちらも要するに遺伝子を体内に入れる方法なので，対象病原体の遺伝子配列さえ明らかになれば作製できる。それゆえ，従来の生ワクチンや不活性化ワクチンよりも圧倒的に早く開発で

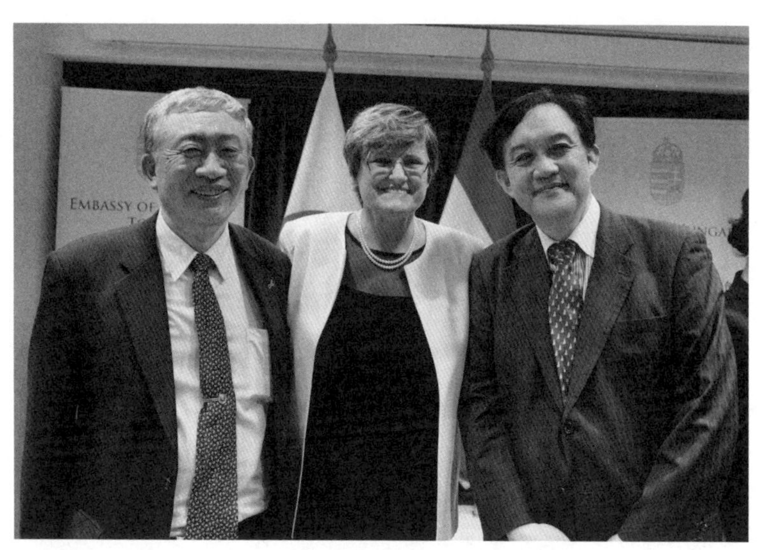

左から北村聖博士（東京大学名誉教授），カリコー・カタリン（Karikó Katalin）博士（2023 年ノーベル生理学・医学賞受賞），筆者
2022 年 4 月，日本賞受賞記念，於：ハンガリー大使館

きる利点がある。

核酸型ワクチン，とりわけ mRNA ワクチンは COVID-19 パンデミックに応じて急速に普及した。SARS-CoV-2 のスパイクタンパク質をコードする *S* 遺伝子の mRNA を合成し，脂質ミックスで包み込んで脂質ナノ粒子の形にしたのが mRNA ワクチンである。mRNA を筋肉に注入して筋細胞・線維細胞内でスパイクタンパク質を合成させてスパイクタンパク質に対する免疫（主に中和抗体）が形成させる戦略である。しかし従来，mRNA を体内に入れるには大問題があった。一般に，mRNA をヒト体内に注入した場合には劇烈な炎症反応（PRRs による自然免疫応答の誘導，第 3 章・第 4 章参照）が起こるからで，そのため mRNA ワクチンは実用化できないとされてきた。2005 年，米国ペンシルベニア大学

のカリコー・カタリン（Karikó Katalin，ハンガリー，1955 年〜）博士（写真中央）は，その劇烈反応を修飾ヌクレオシドを用いて回避できることを世界で最初に示した。当時は注目されなかったカリコー博士の発見だが今回のパンデミックに際して大きく評価されている。

SARS-CoV-2 の遺伝子配列が明らかになって（2020 年 1 月 11 日）から英国が世界で初めての COVID-19mRNA ワクチンを承認する（2020 年 12 月 2 日）までわずか 327 日である。1 年以内という驚異的なスピードでのワクチン開発・供給は，カリコー博士の業績なくしては不可能だっただろう。

5. ワクチンの副反応（表 14-3）

予防接種に伴って起こる健康被害（有害事象）のうち，因果関係が否定できないものを副反応という。予防接種はそもそも免疫反応を惹起するので予防接種の副反応の多くは好ましくない免疫反応であり不可避である。どのワクチンにも共通して高頻にみられるのは接種場所の発赤・腫脹である（局所反応）。全身反応としては発熱が多い。劇烈なアレルギー反応であるアナフィラキシーが起こることがあり適切に対応しなければ生命への危険がある。新しい副反応のカテゴリーとして予防接種ストレス関連反応（ISRR）がある（2019 年，ワクチンの安全性に関する諮問委員会，WHO）。予防接種に対する不安を持つ者に接種をきっかけに起こるストレス反応である。接種後数日以降の遅発性反応と接種前，接種時または接種直後（5 分以内）に出現する急性反応に大別される。前者は解離性神経症状反応（DNSR）で，検査等で説明のつかない多彩な神経症状が現れる。後者は急性ストレス反応（頻脈，発汗）と血管迷走神経反射（徐脈，血圧低下，失神）である。リスク因子として，10 代の女性，注射に対する恐怖や悪い経験，血管迷走神経反射の既往が挙げられる。

表 14-3　ワクチンの副反応

局所反応	最もありふれて認められる。接種部位が赤くはれたり（発赤腫脹），硬くなったり（硬結），痛くなったり（疼痛）する。不活化ワクチンやトキソイドでも認められる。対応としては腫れたところを冷やす。重症例では，ステロイド軟膏の塗布等も行われる。
全身反応	頻度が高いのは全身倦怠感や発熱等で，接種後 2 日以内に認められる。筋肉や関節の痛み，発疹や頭痛も稀ではない。高熱に対しては，解熱剤（アセトアミノフェン）で対応するのが一般的である。稀な重大副反応として，ギランバレー症候群，心筋炎，急性散在性脳脊髄炎が挙げられる。
アナフィラキシー	接種後 1 時間以内に発疹，蕁麻疹，発汗，血圧低下等が起こる。生命の危険がある。接種後 30 分以内に起こることが多いので，接種が終わってもしばらくその医療機関にいて様子をみることが勧められる。起こった場合には，エピネフリンの皮下投与やステロイドの全身投与で反応を収める。必要に応じて適切な医療機関に移送する。
生ワクチンによる副反応	生ワクチンは体内で増殖するので，その疾患の軽度症状（発熱，発疹等）がしばしば認められる。ウイルスが増殖してから起こるため，接種してから比較的長い時間（1〜2 週間）が経過してから認められることもある。
予防接種ストレス関連反応（ISRR）	予防接種に対する不安（痛みに対する強い恐怖等）に起因する反応。10 代の女性に比較的多い。①接種前，接種時または接種直後（5 分以内）に発現するのは血管迷走神経反射（副交感応答）と急性ストレス反応（交感神経応答）。息切れ，動悸，めまい，失神等。②接種後数日してから起こるのは，解離性神経症状反応（DNSR）。神経学的に明らかな責任病巣を同定できない多彩な神経症状が現れる。脱力/麻痺，不自然な肢位（ジストニア），ピクッとした動き（ミオクローヌス），感覚異常，言葉の障害，心因性非てんかん発作。

予防策は信頼関係構築，丁寧な説明，丁寧な接種である。

6. わが国のワクチン行政（表 14-4，5）

ワクチンは医薬品である。わが国において接種可能なワクチンは，行政上，承認ワクチンと未承認ワクチンに大別される（表 14-4）。厚生労働大臣が承認したものが承認ワクチンで，承認していないものが未承認ワクチンである。承認ワクチンのうち現在接種可能なワクチン（表 14-5）の多くは予防接種法に対象者が規定され，地方自治体が主体となって接種が行われる。これを定期接種ワクチンと総称する。「定期」とは，乳幼

表 14-4　わが国の行政上のワクチンの分類

名称	A 類疾病接種	B 類疾病接種	任意接種	未承認輸入ワクチン接種
医薬品医療機器法※に基づく承認	承認			未承認
予防接種法	規定あり（定期接種）		規定なし	
考え方	社会防衛	個人防衛		
接種を受ける努力義務	あり	なし		
費用負担	公的負担*	公的負担*	自己負担**	自己負担
行政から	積極的勧奨	勧奨なし**	勧奨なし**	勧奨なし
予防接種健康被害救済制度	あり			なし

※正式名称は「医薬品，医療機器等の品質，有効性及び安全性の確保等に関する法律」

*自己負担とすることも可能

**積極的勧奨と経済的補助を実施する自治体もある

表 14-5　わが国で一般的に接種可能な現行ワクチン

ワクチン/病原体の種類		タイプ[註1]	対象疾患	予防接種法[註2]
不活化ワクチン	細菌毒	T	ジフテリア	A
		T	破傷風	A
	細菌	C	百日咳	A
		C	インフルエンザ菌 b 型（Hib）感染症	A
		C	肺炎球菌感染症（13 価，15 価，23 価）	A，B
		C	髄膜炎（4 価，劇症の B 型は含まれず）	
	ウイルス	In	ポリオ	A
		In	日本脳炎	A
		R	B 型肝炎	A
		R	ヒトパピローマウイルス感染症（2 価，4 価，9 価）	A
		C	インフルエンザ	B
		In	A 型肝炎	
		R	COVID-19	
		In	狂犬病	
		R	帯状疱疹	
生ワクチン	細菌	At	結核[註3]	A
	ウイルス	At	麻疹（はしか）	A
		At	風疹（三日ばしか）	A
		At	水痘（みずぼうそう）	A
		At	ロタウイルス症（1 価，5 価。経口）	A
		At	ムンプス（おたふくかぜ）	
		At	痘そう（エムポックス）	
		At	黄熱	
核酸型	ウイルス	mRNA	COVID-19	第 6 条第 3 項の臨時予防接種
		AdV	COVID-19	

[註1] At：弱毒生ワクチン，C：成分ワクチン，In：不活化（狭義）ワクチン，R：組換えタンパク質ワクチン，T：トキソイド，AdV：組換えアデノウイルス，mRNA：メッセンジャーRNA

[註2] A：A 類，B：高齢者で B 類，無印：任意

[註3] 結核の生ワクチンはウシ型結核菌の弱毒株で，開発者二人の名を冠して bilié de Calmette et Guérin（カルメットとゲランの桿菌，略して BCG）と称される。

※　現在，以下の混合ワクチンが接種可能である。
DPT-IPV；ジフテリアと百日咳と破傷風とポリオの四種混合
DT ワクチン；ジフテリアと破傷風の二種混合
MR ワクチン；麻疹と風疹の二種混合

児期等人生のある決まった時期に行われる接種という意味である。予防接種法に規定がない承認ワクチンを法定外ワクチンあるいは任意接種ワクチンという。なお，定期接種であっても対象年齢以外で受ける場合は任意接種として扱われる。また，未承認ワクチンでも条件が揃えば医療機関が輸入して接種することができる。定期予防接種のうち，主に社会防衛または個人防衛を目指すワクチンをそれぞれA類疾病ワクチン，B類疾病ワクチンと言う。これらのワクチンの行政上の扱いの比較を表14-4に示す。

1994年以前の規定では，定期予防接種は受ける「義務（罰則規定なし）」があった。それは予防接種の社会防衛機能を重視したからである。しかし，副反応事例の訴訟結果等の影響を受け，1994年以降は，「義務」から「努力義務（A類疾病ワクチンのみ）」に変更された。その予防接種については市町村による積極的接種勧奨が行われている。それ以外の予防接種は受ける努力義務もない。現行の定期のA類疾病予防接種はすべて未成年を対象としているので，小児の親だけに積極的勧奨がなされる。なお，2020年2月以降に接種されているCOVID-19ワクチンは予防接種法第6条第3項に規定される「臨時の予防接種」で厳密には定期接種でも任意接種でもない。

予防接種の副反応による健康被害には救済制度（お金による補償制度）がある。補償は，定期予防接種は予防接種法に，任意予防接種は独立行政法人医薬品医療機器総合機構法に規定されている。ただし，未承認輸入ワクチンによる健康被害には公的な補償制度はない。

7. 接種における注意

予防接種の有効性と副反応について十分に理解したうえで，予防接種は可能な限り積極的に受けるのがよい。ごく稀な重大な副反応が怖いからといって予防接種を受けないのは誤っている。予防接種によってその疾患にかからないですんだり，症状が軽くすんだり，後遺症から免れたりする利益のほうが大きいからである。接種時の「予診票」は，予防接種を受けてよいかどうか医師が判断するための大切な情報源である。対象児の母子健康手帳等を参照し正確に記入すべきである。記載内容によっては予防接種を受けることができない場合もある。例えば，明らかな発熱者は接種不適当者である。また，妊婦は，予防接種の対象者として不適切な場合があるので添付文書等で確認を徹底すべきである。例えば，風疹を含めほとんどの弱毒生ワクチンの妊婦への予防接種は禁忌である。

異なるワクチンの接種間隔ルールが変更になった。「注射生ワクチン」と「注射生ワクチン」の間隔は27日以上であける。しかし，それ以外のワクチンの組み合わせでは，前のワクチン接種と次のワクチン接種の間隔には制限がない。ただし，COVID-19ワクチン接種は例外で，インフルエンザ予防接種以外の予防接種とは14日以上あける必要がある（インフルエンザ接種との間隔は任意）。なお，同じワクチンの複数接種の場合は，ワクチンごとに決められた間隔を遵守する。複数ワクチンの同時接種は可能で安全で有効である。ただし複数ワクチンの混合接種は許されない。各注射部位間は，3 cm以上はあけるべきである。ただし，COVID-19ワクチンだけは例外で，インフルエンザワクチンだけが同時接種が可能で，それ以外との同時接種は認められない。

8. まとめ

予防接種とワクチンを正しく理解して積極的に活用し，VPDを予防しよう。

演習問題

問題1　次の感染症の中でワクチンがある疾患はどれか？

1．C 型肝炎
2．麻疹
3．ノロウイルス腸炎
4．手足口病

問題2　予防接種法に接種を受けるよう努めなければならないとされているのは，次のどの疾患の予防接種か？

1．狂犬病，
2．風疹
3．A 型肝炎
4．おたふくかぜ（ムンプス）

問題3　予防接種で正しいのはどれか？

1．わが国で接種可能なワクチンは予防接種法に規定されている。
2．予防接種法に規定されている予防接種は受ける義務がある。
3．予防接種では，健康被害が起こることがあるので受けないほうが良い。
4．予防接種による健康被害を補償する制度がある。

問題4　次の予防接種行為の中で適切なのはどれか。2つ選べ。

1．結核患者に BCG を接種する。
2．狂犬病犬に足を咬まれたヒトに狂犬病ワクチンを接種する。
3．妊娠 8 週の妊婦に風疹ワクチンを接種する。
4．COVID-19 ワクチンとインフルエンザワクチンを同時接種する。
5．38℃の発熱児に DPT-IPV 四種混合ワクチンを接種する。

解答

問題 1　2

問題 2　(定期予防接種を選べばよい)

問題 3　4

問題 4　2 と 4

15 21世紀の感染症の課題
—国内と国際保健の課題—

田城　孝雄・北村　義浩

《目標＆ポイント》
第14章までの感染症と生体防御の講義を踏まえ，21世紀の感染症の課題を日本国内と国際保健の観点から考察する。
《キーワード》 新興感染症，再興感染症，感染症法，新型インフルエンザ等対策特別措置法，ODA，SDGs

---

1. 21世紀における感染症の課題：新興感染症と再興感染症

第1章で述べたとおり，感染症は，人類の歴史において常に人類の脅威であった。しかし，抗菌薬（抗生物質や化学療法剤）の発見と開発や，予防接種をはじめとする公衆衛生の進歩により，いくつかの感染症は制御された。その良い例は天然痘である。エドワード・ジェンナー（Edward Jenner）が天然痘の予防接種（種痘）を開発して以来，種痘はより安全で衛生的なものへと改良が重ねられ，世界的に天然痘対策が講じられた。こうした種痘の普及により，わが国では1956年以降，新規患者の発生はなくなった。全世界においても同様に1977年10月にソマリアで患者の発生が認められた以降は，天然痘の新規患者の発生がなくなり，1980年に世界保健機関（WHO）は天然痘の撲滅を宣言した。こうした経緯の中で，近代医学の進歩や公衆衛生の徹底により，感染症は克服されつつあると思われた*[1)]。しかし，実際には感染症はなくならなかった。それどころかエボラ出血熱等の新しい感染症（新興感染症）が登場し脅威となった。さらには，従来からの結核等は，制圧できそうに思われたにもかかわらずあいかわらず猛威をふるい続けて同じく人類の脅威となっている。

世界保健機関（WHO）は、新興感染症（EID）を“ある集団に初めて出現したもの，または以前から存在していたかもしれないが発生率が急増したり地理的範囲が急拡大しているもの”と定義している。一般には 1970 年以降に現れたものを指す。EID の出現は，人間の社会的・経済的な活動に深く関わっている。それゆえ今後も EID は登場し続けるだろう。しかし，あいにく EID の勃発の予測は困難である。それゆえ EID の発生に備えて，人材を育成し，感染症サーベイランスを広く行うことが求められる。

EID の登場の仕方は大きく 3 つに分類できる。第 1 は，まったく新しい病原体の登場である。その例は，SARS やエイズである。どちらも人類がまったく新規に遭遇した疾患である。このような新しい感染症の病原体の源は動物であることが多い。家畜や野生動物で無症候性に維持されていた病原体が何らかの経路でヒトに伝播・感染して登場した人獣共通感染症（動物由来感染症ともいう）が EID となるのである。第 2 は，従来には存在しなかった地域への伝播という登場である。その典型例はウエストナイル熱である。これは従来，アフリカ，中東，南ヨーロッパ，およびアジアの蚊媒介性ウイルス疾患で北米にはなかった。しかし，（おそらくウエストナイルウイルスに感染した蚊が飛行機に乗って移ったた

---

*[1)] この楽天論を端的に表す言葉として米国公衆衛生局長官 William H. Stewart の米国議会での発言（1967 年）が有名である。“The time has come to close the book on infectious disease.（感染症に関する本を閉じる時が来た）”

表 15-1　1970 年頃以降の主な新興感染症の起因病原体

	病原体名（疾患名）
2000 年以降	2022 サル痘ウイルス（エムポックス） 2019 SARS コロナウイルス 2（COVID-19） 2015 ジカウイルス（ジカウイルス感染症，米大陸で流行） 2012 MERS コロナウイルス（中東呼吸器症候群〈MERS〉） 2010 重症熱性血小板減少症候群ウイルス（重症熱性血小板減少症候群） 2009 A/H1N1 インフルエンザウイルス（新型インフルエンザ） 2009 *Candida auris*　ただ一つの真菌性新興感染症 2003 SARS コロナウイルス（肺炎）
1990 年代	ニパウイルス（脳炎） ウエストナイルウイルス（ウエストナイル熱，ニューヨークで） 8 型ヒトヘルペスウイルス（Kaposi 肉腫） ヘンドラウイルス（肺炎，脳炎） シンノンブレウイルス（ハンタウイルス肺症候群） *Bartonella henselae*（猫ひっかき病）
1980 年代	C 型肝炎ウイルス（肝炎） E 型肝炎ウイルス（肝炎） 6 型/7 型ヒトヘルペスウイルス（突発性発疹） *Cyclospora cayetenensis*（サイクロスポーラ症，食中毒） 16/18 型ヒトパピローマウイルス（子宮頸がん） ヒト免疫不全ウイルス HIV（エイズ） *Helicobacter pylori*（胃潰瘍，胃がん） 大腸菌 O157：H7（出血性下痢，食中毒） *Borrelia burgdorferi*（ライム病） HTLV-Ⅰ（成人 T 細胞白血病 ATL）
1970 年代	*Campylobacter jejuni*（食中毒） *Legionella pneumophila*（在郷軍人病） エボラウイルス（エボラウイルス感染症） パルボウイルス B19（伝染性紅斑） ハンターンウイルス（腎症候性出血熱） A 型肝炎ウイルス（肝炎） B 型肝炎ウイルス（肝炎） ラッサウイルス（ラッサ熱）

病原体名に続く括弧内はその病原体が起こす主な症候や疾患を表す。
その他，薬剤耐性病原体が重要である。例：メチシリン耐性黄色ブドウ球菌（MRSA），バンコマイシン耐性黄色ブドウ球菌（VRSA），多剤耐性緑膿菌，多剤耐性結核菌（MDR-TB），超多剤耐性結核菌（XDR-TB），極度多剤耐性結核（XXDR-TB），薬剤耐性マラリア原虫

めに）ウエストナイル熱が1999年にニューヨーク市に突如出現し米国北東部地域に広がった。今では，北米大陸（米国とカナダとメキシコ）で，ありふれて見られるようになった。第3は，既に存在していた病原体が新しくヒトに対する病原性を増強する場合である。その好例は，新型インフルエンザである（後述）。薬剤耐性を獲得して治療上問題となる場合もこの範疇であり，メチシリン耐性黄色ブドウ球菌（MRSA）はその典型例である。感受性黄色ブドウ球菌が耐性遺伝子を有する「動く遺伝子」を獲得することによってMRSAは生まれ，それが不適切な抗生物質の使用によって選択されていくのである。

ヒトからヒトに伝播するタイプのEIDの特徴の一つに世界的な流行（パンデミック）になりやすい点が挙げられる。交通機関（航空輸送）の発達と人口増大が原因と考えられる。この2つによって世界中に迅速に拡大する傾向が生まれる。好例はSARSである。2003年の2月中旬に中国南部広東省で発生したこの呼吸器感染症は，患者から医療従事者へ，また患者から健常者に急速に広がった。例えば初期には2002年2月21日に患者と同じ香港のホテルに宿泊した際に感染してしまった者たちが飛行機でさらに旅行を続けたことによって感染は中国だけではなく，ベトナム・ハノイ，シンガポール，カナダ・トロントへと瞬く間に広がって，3月5日にはトロントで死者を出した。わずか2週間で異なる大陸で死者を出したことになる。最終的に全世界に拡散して8,000人余に及ぶ感染者を出した。人口密度の高い地域においては小流行があっという間に拡大してパンデミックになる。特に，飛沫感染を起こす呼吸器感染症，例えばCOVID-19や新型インフルエンザは，人口密度の高いところではより迅速に拡大していく。産業革命以降急速に世界の人口は増加し，今や70億人超で人口1,000万人都市も出現し，感染を広げる温床とも言えるような人口過密な地域がいくつも存在するようになった。日本に

表 15-2　インフルエンザの主なパンデミック

	名称	説明
1918 年	スペインかぜ（A/H1N1）	4,000 万人以上が死亡 （当時の世界人口 18 億人） 推定致死率 約 2%
1957 年	アジアかぜ（A/H2N2）	200 万人以上の死亡 推定致死率 約 0.5%
1968 年	香港かぜ（A/H3N2）	100 万人以上の死亡と推定
2009 年	新型インフルエンザ （A/H1N1）	出現後約 1 年間で約 2 万人の死亡 推定致死率 約 0.1%

おいても大都市圏は感染拡大の場でありうる。

新型インフルエンザ登場は現代社会にとって脅威である。インフルエンザウイルスは水鳥等の野鳥で増殖を繰り返す間に変異してヒトへの感染性や病原性が変化する。特に不連続変異は血清亜型が変化するのでパンデミックになりやすい。1900 年以降これまで 4 つの主なパンデミックを経験している（表 15-2）。2010 年以降，新しい亜型の鳥インフルエンザのヒト感染症例が報告されている。A/H10N8（2013，中国），A/H7N9（2013，中国），A/H5N6（2014，中国），A/H7N4（2018，中国）等である。これらがヒトからヒトに容易に感染するようになれば，大流行になる恐れが高い。

またさらに，増大した人口の食糧をまかなうために畜産業も変化した。効率よく家畜を大規模に育てる方向に変化していった。そのような中で感染症対策がないがしろにされて EID は生まれた事例も少なくない。例えば，ウシを短期間に肥育する目的で本来は草だけを食するウシに牧草に加えてトウモロコシ等の穀物を飼料にして育て病原性大腸菌 O157

表 15-3　主な再興感染症

Enterovirus 71（新しいタイプの手足口病）
デング熱（著明に増加）
ワクチン耐性ジフテリア
予防接種率低下による風疹
予防接種率低下による麻疹
多剤耐性結核，免疫不全者の結核
薬剤耐性マラリア
成人の百日咳
日本の梅毒

の出現を助けた例を挙げよう。穀物飼育牛の腸内環境は通常の低病原性大腸菌よりも病原性大腸菌 O157 に適し，ウシ腸内は大腸菌 O157 が多い腸内細菌叢になってしまった。そのような穀物飼育牛の屠殺解体の過程で大腸菌 O157 を肉に混入させてしまうことで大腸菌 O157 が食肉に入り込んで食中毒が起こるのである。今では大腸菌 O157 食中毒は極めてありふれた感染症になってしまった。“安全”と“効率的”の両立は難しい。

食料増産の流れの中で森林破壊し農地開墾を進めることによって新興感染症を出現させてしまうことがある。森林の奥深くにひっそり住んでいた野生生物と人の距離が近くなってしまうからである。例えば，森深くのコウモリに存在していたコロナウイルスがヒトに接触するようになるのはこのような状況かもしれない。

かつて存在した感染症で公衆衛生上ほとんど問題とならなくなっていたが，近年再び増加してきた感染症を再興感染症という（表 15-3）。わが国においてはその典型例は麻疹である。わが国では 1980 年以降大きな問題になっていなかったが，2001 年に約 30 万人の大流行があった。この時の流行は圧倒的に幼児に多かったので1歳児を対象にワクチン接種が集中的に展開されて2006年までに沈静化した。2007～2008年，20歳前後の若者を中心に麻疹が流行した。この成人患者のうちおよそ1割は定期の麻疹予防接種を受けていなかった者たちであった。また別の1割は幼少時に受けた麻疹ワクチンの免疫メモリーが弱まって感染に至ったと考えられた。そこで中学1年生と高校3年生への集中的予防接種のおかげでこの流行は収束した。2009年以降，麻疹患者は激減し，2015年3月にWHOは日本が麻疹排除国であると認定した。しかし，今でも輸入症例や，その接触感染者（二次感染）の小規模集団発生が散見される。麻疹の再興が起こらないように予防接種実施等の取り組みの継続が求められている。

梅毒も再興感染症である。梅毒は梅毒トレポネーマ（*Treponema pallidum*）による性感染症で陰部潰瘍，多彩な皮疹，視覚障害（ぶどう膜炎），血管炎等を呈する。わが国では1948年から性病予防法による全数把握が行われた。1948年には梅毒患者は21万人を超えていたが，治療薬のペニシリンが登場して患者数は激減した。1962年から2022年までの60年間の患者数を俯瞰すると（図15-1），1967年の11,755人をピークに流行は縮小し，1993年から2010年には年間数百人まで減少した。しかし，2012年頃から増加に転じ，2022年には12,966人もの感染報告があり，この60年間で最大の流行になった。女性患者の増加が顕著で，全感染者の3分の1を占めるようになった。男性は20～49歳，女性は20～29歳が多く，どちらも経路として異性間性交渉が多い。2012年と比較して，2022年に男性は12.4倍，女性は24.1倍になった。それを反映して2014年から先天梅毒が増加している。梅毒は世界的にも再興感染症になっている。例えば米国の梅毒報告数は46,040人（2011年）から133,945人（2020年）に，10年間で2.9倍増である。先天梅毒は，2021

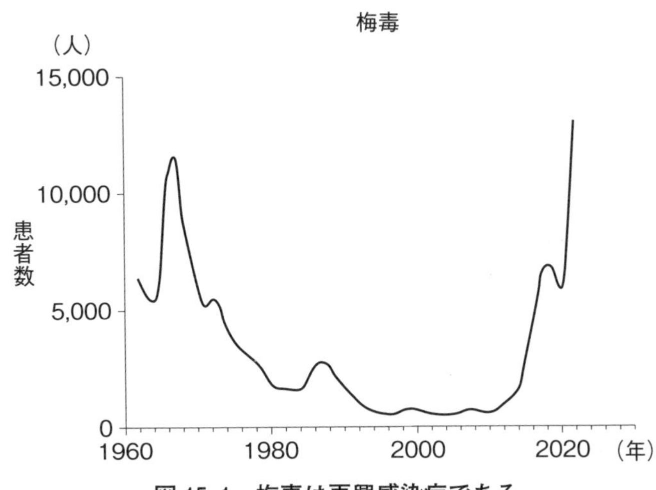

図 15-1　梅毒は再興感染症である

1962 年から 2022 年までの年ごとの梅毒患者数（梅毒）を示す。縦軸は人数，横軸は西暦年を示す。1999 年以降，感染症発生動向調査による。それ以前は，性病予防法に基づいた全数報告による。
累積患者数は 1967 年の感染者 11,755 人，2012 年＝875 人，2022 年＝12,966 人

年の 335 例から 2022 年は 3,761 例と 10 倍以上になった。再興のメカニズムは不詳である。リスクの高い性交渉を避ける等の基本的な予防行動が推奨される。どの感染症にも通用することだが，早期診断・早期治療がベストな対処法である。それゆえ，各自治体で HIV・梅毒の無料匿名検査が実施されている。

2. 日本国内の課題

（1）感染症法

感染症と戦う法律として，「感染症の予防及び感染症の患者に対する医療に関する法律」（感染症法）と新型インフルエンザ等対策特別措置法

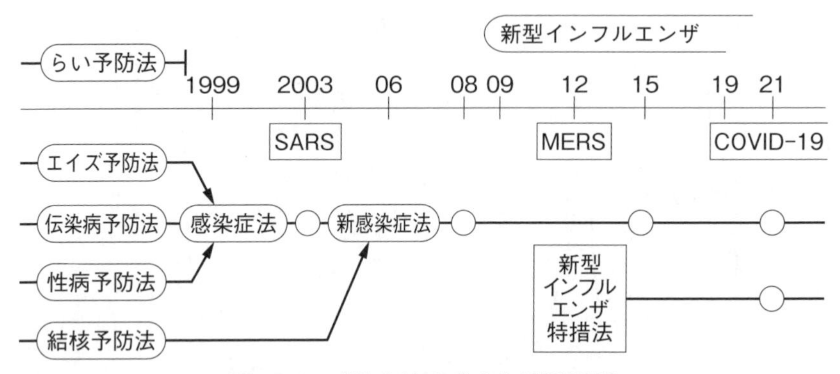

図 15-2　感染症法の成立と改正履歴

感染症関連法律が整理されて感染症法になった。感染症の世界動向を反映して改正が行われた。

○：小規模な改正

と予防接種法（14 章）が重要である。総合的な感染症対策のため，従来の感染症 3 法，「伝染病予防法」，「性病予防法」，「後天性免疫不全症候群の予防に関する法律（エイズ予防法）」を発展的統合して感染症法を制定した（1999 年 4 月 1 日施行）（図 15-2）。明治時代に制定された伝染病予防法では上述の新興再興感染症に対応できないことは明らかだったからである。感染症治療や感染症蔓延対策における人権の重視はハンセン病患者やエイズ患者に対する理不尽な差別からも明らかだったからである。この法は，病気の蔓延から「社会を守る」ことと医療ケアで「個人を守る」ことの対立しがちな 2 つを目指す欲張りな法律である。集団の安全（社会の利益）のみを追求していた伝染病予防法との差は歴然である（表 15-4）。EID の出現に備えるために重要な感染症サーベイランス，すなわち「感染症発生動向調査」がこの法律によって規定されている。2003 年には五類感染症が新設された。2006 年には「結核予防法」を統合し，バイオテロ対策の規定が盛り込まれた。さらに 2008 年には新型イン

表 15-4　伝染病予防法と感染症法の比較

	伝染病予防法	感染症法
理念	集団の防衛 集団＞＞個人	集団の防衛と個人の保護の両立 集団＝個人
目的	伝染病の蔓延防止＝患者の隔離	感染症の発生予防 感染症の蔓延防止 患者へ医療を提供 バイオテロ対策
感染症の定義	コレラ，赤痢，腸チフス，パラチフス，痘瘡，発疹チフス，猩紅熱，ジフテリア，流行性脳脊髄膜炎，ペスト，日本脳炎	一類感染症，二類感染症，三類感染症，四類感染症，五類感染症，新型インフルエンザ等感染症，指定感染症 および 新感染症（表 15-6 参照）。
リスクによる感染症のランク付け	ない	一類から三類まで
患者への対応	伝染病院への強制収容 第 7 条　伝染病予防上必要ト認ムルトキハ市町村長（保健所ヲ設置スル市ニ於テハ保健所長）ハ伝染病患者ヲ伝染病院ニ入ラシムヘシ	入院勧告 ----> 措置入院 第 19 条　都道府県知事は，一類感染症のまん延を防止するため必要があると認めるときは，患者に対し特定感染症指定医療機関若しくは第一種感染症指定医療機関に入院するよう勧告することができる。 3. 都道府県知事は，第一項の規定による勧告を受けた者が当該勧告に従わないときは，当該勧告に係る患者を特定感染症指定医療機関又は第一種感染症指定医療機関に入院させることができる。
バイオテロ対策	ない	ある 特定病原体等：一種から四種まで

フルエンザ等感染症の類型が新設された。2009 年の新型インフルエンザ流行に対応して 2011 年にも改正が行われた。

感染症法は，感染症を 8 類型（表 15-5）に分類している（2023 年 2 月現在）。細かいことを記憶する必要はないが，類型の基本的な考え方を理解していただきたい。感染症法の対象となる感染症は，感染力（社会への脅威度）や症状の重篤度（個人への脅威度）等を総合的に判断して危険性が高い一類感染症と二類感染症と「それ以外」にまず分類される。「それ以外」は，腸管感染症が三類感染症，動物由来感染症が四類感染症，少なくともサーベイランスだけ実施すべき感染症が五類感染症である。これら 5 類型の他に，脅威度が高い新型/再興型インフルエンザと新型/再興型コロナウイルス感染症を「新型インフルエンザ等感染症」としている。これら 6 類型に当てはまらない臨時的な類型が，指定感染症（既知病原体による疾病）および新感染症（未知病原体による疾病）で，全 8 類型である。わが国の一般的な医療機関で遭遇する可能性のある感染症の中では結核（二類）が最も危険度が高いことは銘記していただきたい。それぞれの感染症の入院治療を担当する医療機関が感染症法に規定されている（表 15-6）。バイオテロ対策のために所持・使用や輸送を制限される「特定病原体等」は，危険度が高いほうから順に一種病原体等～四種病原体等に 4 分類される。例えば，一種病原体等は厚生労働大臣の許可がなければ所持できない。

COVID-19 流行の教訓から，対策の実効性を高めるために 2021 年と 2022 年に改正が行われ罰則が付加された。感染者が発生した場合に感染経路調査（積極的疫学調査）が行われる。また，新型インフルエンザ等感染症の重症化の恐れがある場合等は入院を勧告でき，入院勧告に従わない者には入院をさせること（入院措置）もできる。積極的疫学調査または入院措置に従わない場合および入院中に逃げた場合，過料が課され

表 15-5　感染症法が規定する感染症の類型とそれぞれの特徴

類型	危険性	定義	把握	例	外出自粛要請	入院勧告	就業制限	無症状者	濃厚接触者A	公費負担
一類	極めて高い	感染力や罹患した場合の重篤性等に基づく総合的な観点からみた危険性が極めて高い感染症	全数	エボラ出血熱	×	○	○	○	×	○
二類	高い	感染力や罹患した場合の重篤性等に基づく総合的な観点からみた危険性が高い感染症	全数	結核，鳥インフルエンザ（H5N1 または H7N9）	×	○	○	×	×	○
三類	高くない	特定の職業(B)に就業することにより感染症の集団発生を起こしうる感染症(食中毒菌という捉え方)	全数	コレラ，細菌性赤痢	×	×	○	×	×	×
四類	さまざま	人から人への感染はほとんどないが，動物，飲食物等を介して人に感染し，国民の健康に影響を与える恐れのある感染症	全数	A 型肝炎，狂犬病，エムポックス，つつが虫病，デング熱，日本脳炎	×	×	×	×	×	×
五類	さまざま	国が感染症発生動向調査を行い，その結果に基づき必要な情報を国民や医療関係者等に提供・公開していくことによって，発生・拡大を防止すべき感染症	全数	後天性免疫不全症候群，侵襲性髄膜炎菌感染症，梅毒，百日咳，風疹，麻疹	×	×	×	×	×	×
			定点C	水痘，流行性耳下腺炎，季節性インフルエンザ	×	×	×	×	×	×
新型インフルエンザ等	高い	新型/再興型インフルエンザ 新型/再興型コロナウイルス感染症（パンデミックを起こしうる呼吸器感染症）	全数	COVID-19★	○	○	○	○	○	○
指定感染症	不明	既知の感染症で，1～3 類に準じた対応が必要な感染症（政令指定，最長 2 年）	全数	なし	△	△	△	△	△	○
新感染症	極めて高い	人から人に伝播する感染症で，既知の感染症と症状等が明らかに異なり，その伝播力および罹患した場合の重篤度から判断した危険性が極めて高い感染症	全数	なし	△	△	△	△	○	○

○　可能，×　不可能，△　場合によって可能

A：かかっていると疑うに足りる正当な理由のある者

B：調理師や給食従事者等

C：定点は 6 群からなる。インフルエンザ定点（週報），小児科定点（週報），眼科定点（週報），性感染症定点（月報），基幹病院定点（週報），基幹病院定点（月報）。

※一類～四類，指定感染症，新型インフルエンザ等感染症は全数把握で，直ちに届け出るべきである。五類の全数把握疾患のうち，直ちに届け出る疾患は 3 疾患（侵襲性髄膜炎菌感染症，風疹，麻疹）のみ。五類の全数把握疾患のその他の感染症は 7 日以内に届け出る。

★　2023 年 5 月 7 日まで。それ以降は定点把握五類感染症。

表 15-6　感染症を担当する医療機関

	特定感染症指定医療機関[註3]	第一種感染症指定医療機関	第二種感染症指定医療機関	第一種協定指定医療機関[註4]	第二種協定指定医療機関[註4]	結核指定医療機関[註2]
一類感染症	○	○				
二類感染症	○	○	○			
新型インフルエンザ等感染症	○	○	○	○	○	
指定感染症[註1]	△	△	△	○	○	
新感染症	○			○	○	
結核の通院医療[註2]						○
形態	病院			病院，診療所	病院，診療所，薬局	
指定者	厚生労働大臣	都道府県知事				

[註1]政令で定める。

[註2]結核は二類感染症である。結核の入院治療は「結核病床を有する第二種感染症指定医療機関」で行う。

[註3]4 施設（2023 年 2 月現在）：成田赤十字病院（千葉県），国立国際医療研究センター病院（東京都），りんくう総合医療センター（大阪府），常滑市民病院（愛知県）。大きな国際空港のあるところ。

[註4]2024 年 4 月 1 日施行。第一種協定指定医療機関は入院治療，第二種協定指定医療機関は外出自粛対象者のケアを担当する。

※三類～五類感染症の入院治療については感染症法に特段の規定がない。一般病院で診療する。

る。

COVID-19 大流行時に医療サービス提供が不足して医療ひっ迫した教訓から，予防計画の充実が図られた。都道府県は感染症の蔓延防止と治療確保のための「予防計画」を平時に作成し，この予防計画に沿って医療機関と医療提供協定を結び，流行時にはその協定の実行を医療機関に求める仕組みである。特に公的な医療機関，特定機能病院（大学病院等)，地域医療支援病院等の地域の中核医療機関に対しては，流行時の医療提供が義務づけられた。協定違反の医療機関の名前を公表する罰則的規定もある。

（2）新型インフルエンザ等対策特別措置法

ここで銘記すべきは，そもそも感染症法は，蔓延予防（流行抑制）と医療提供（治療）を目指す法律で，蔓延予防に失敗し大流行に至った時の法律ではない点である。ひとたび新型インフルエンザ等（感染症法上の新型インフルエンザ等感染症，指定感染症および新感染症の 3 つを指す（表 15-5)）が蔓延すれば国民の生活・経済に重大な影響を及ぼすので，感染症法とは異なる観点で大流行に対処する法律「新型インフルエンザ等対策特別措置法 (2013 年 4 月施行)」が制定された。大流行を災害と捉え準備をして対処する内容である。行政，およびライフライン（医療・電気・ガス・水道・通信・輸送等）の確保を担う組織（指定公共機関）は平時にはパンデミック時の行動計画または業務計画を用意し，パンデミック時にはその計画に沿って行動することが求められる。流行時には必要に応じて，国は緊急事態措置または蔓延防止等重点措置を実施して市民に行動制限をかけることもできる。緊急事態宣言のもとで都道府県知事は施設の使用制限等の協力を「要請」できる。さらに，この要請に応じない事業者には「命令」ができる。この命令に応じない事業者には行政罰（過料）が科せられる。一方，新型インフルエンザ等の蔓延防止対策への協力によって経営に影響の及んだ事業者に対して，財政上の支援を講ずる。まさにアメとムチの対応である。

感染者や家族，医療従事者等への偏見や差別を防止する規定が設けられた。さらに予防接種の注射は医師か看護師しかできない医療行為であるが，COVID-19 大流行時の教訓から，厚生労働大臣が協力を要請した時に限って，歯科医師，診療放射線技師，臨床検査技師，臨床工学技士，救急救命士にも認められた（2024 年 4 月以降）。

（3）学校保健安全法

学校での感染症の蔓延予防は重要である。一般に学校は免疫の未熟な若年者が集団生活する場であり，感染症蔓延の源となりやすいからである。そこで，わが国では「学校保健安全法」に，学校に限定した感染症蔓延対策の 2 規定がある。一つは，学校長は感染学生を出席停止できる（第 19 条）ことで，もう一つは学校設置者が蔓延防止のために学校休業・学級閉鎖できる（第 20 条）ことである。冬期にしばしば見られる学童のインフルエンザ感染による出席停止や学級閉鎖はこの事例の一つである。対象となる具体的な感染症は「学校感染症」（表 15-7）と通称される。感染力が高いほうから第一種感染症，第二種感染症，第三種感染症に 3 分類される。小児科領域の感染症ケアにおいて重要である。

（4）将来のパンデミックの準備と課題

COVID-19 のパンデミック時の危機管理，平時のリスク管理が不適切だった等の反省から将来のパンデミックに備えて，組織改革が行われつつある。まず，内閣官房に「内閣感染症危機管理統括庁」が作られる。各省からの人材で構成され，感染症対策の企画・立案や総合調整等を一

表 15-7　学校感染症[註1]

分類	感染症	登校制限の条件
第一種	エボラ出血熱，クリミア・コンゴ出血熱，痘そう，南米出血熱，ペスト，マールブルグ病，ラッサ熱，急性灰白髄炎，ジフテリア，重症急性呼吸器症候群（SARS），中東呼吸器症候群（MERS），鳥インフルエンザ（H5N1），および感染症法が規定する新型インフルエンザ等感染症/指定感染症/新感染症	治癒するまで。
第二種	インフルエンザ（鳥インフルエンザ（H5N1）を除く。），百日咳，麻疹，流行性耳下腺炎，風疹，水痘，咽頭結膜熱，結核，髄膜炎菌性髄膜炎，COVID-19	1：インフルエンザ：発症した後五日を経過し，かつ，解熱した後２日（幼児の場合，３日）を経過するまで。 2：百日咳：特有の咳が消失するまで，または５日間の適正な抗菌性物質製剤による治療が終了するまで。 3：麻疹：解熱した後３日を経過するまで。 4：流行性耳下腺炎：耳下腺，顎下腺または舌下腺の腫脹が発現した後五日を経過し，かつ，全身状態が良好になるまで。 5：風疹：発疹が消失するまで。 6：水痘：すべての発疹が痂皮化するまで。 7：咽頭結膜熱：主要症状が消退した後２日を経過するまで。 8：結核，髄膜炎菌性髄膜炎：病状により学校医その他の医師において感染の恐れがないと認めるまで。 9. COVID-19：発症後５日を経過し，かつ，症状軽快後１日を経過するまで【註 2】
第三種	コレラ，細菌性赤痢，腸管出血性大腸菌感染症，腸チフス，パラチフス，流行性角結膜炎，急性出血性結膜炎	学校医その他の医師において感染の恐れがないと認めるまで。

[註1]学校保健安全法 21 条に担保され学校保健安全法施行規則第 18 条に規定される「学校において予防すべき感染症」のこと。学校とは学校教育法第一条に規定のある教育施設で，幼稚園，小学校，中学校，高等学校，中等教育学校，特別支援学校，大学および高等専門学校をいう。保育園は対象外。

[註2]COVID-19 以外は，学校医その他の医師において感染の恐れがないと認めた時は，この限りでない。

元的に行う組織である。厚生労働省の「健康局」の下に「感染症対策部」が設置され，内閣感染症危機管理統括庁と連携する。また，研究と臨床を総合的に実施するために，国立国際医療研究センターと国立感染症研究所が統合され厚生労働省管轄の「国立健康危機管理研究機構」が作られる（発足は2025年度以降）。これは，いわゆる日本版CDCで，感染症に限定しないで研究・臨床・公衆衛生活動に取り組む（米国CDCは公衆衛生活動だけ）組織である。

COVID-19の流行波が来るたびに，保健所の業務がひっ迫した教訓から，将来のパンデミックでは保健所の機能強化が必要である。その一つの仕組みが感染症健康危機緊急時支援チーム（Infectious disease Health Emergency Assistance Team：IHEAT）である。保健師等の外部の専門職（IHEAT要員）をあらかじめ人材バンクに登録しておいて，流行が大きくなった時にはIHEAT要員が保健所業務を支援するのである（改正地域保健法）。

3. 国際保健における課題

（1）国際保健と健康の社会的決定要因（social determinants of health）

感染症が疾患として成立するには，①微生物が存在すること，②その微生物に感受性のあるヒトが存在すること，かつ，③そのヒトが微生物に十分に曝露する環境があること，の3件が必須である。微生物にもよるが，たいていの場合，貧困地域（開発途上国）でこれら3要件が満たされやすい。貧しいために医療体制が未整備で，上下水道等の公衆衛生基盤も未整備であることが原因の一つである。例を挙げると，世界に約3,840万人いるHIV陽性者のうち，3分の2はアフリカのサハラ砂漠以南に集中している。

このように人間社会におけるすべての活動や貧困等が地域の疾病発生

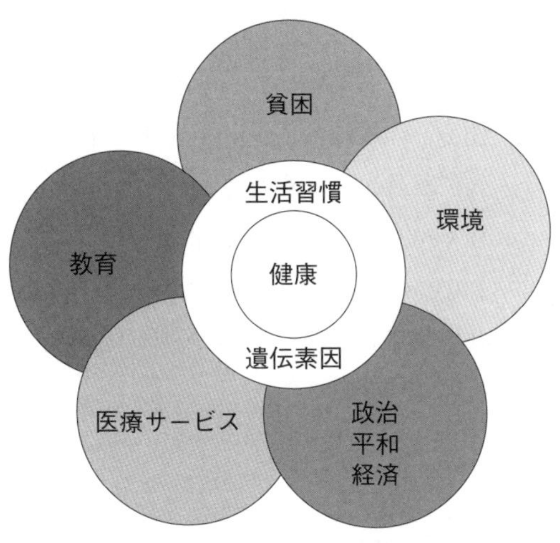

図 15-3　健康の社会的要因の概念図
説明は本文を参照。

を規定するという捉え方を「健康の社会的決定要因」という（図 15-3)。このことは，カナダ公衆衛生局の“Jason の寓話”によって端的に示される。公衆衛生における「風が吹けば桶屋が儲かる」理論と言える。

Why is Jason in the hospital?
Because he has a bad infection in his leg.
But why does he have an infection?
Because he has a cut on his leg and it got infected.
But why does he have a cut on his leg?
Because he was playing in the junk yard next to his apartment building and there was some sharp, jagged steel there that he fell on.

But why was he playing in a junk yard?
Because his neighborhood is kind of run down.
A lot of kids play there and there is no one to supervise them.
But why does he live in that neighborhood?
Because his parents can't afford a nicer place to live.
But why can't his parents afford a nicer place to live?
Because his Dad is unemployed and his Mom is sick.
But why is his Dad unemployed?
Because he doesn't have much education and he can't find a job.
But why...?

どうしてJasonは病院にいるの？
それは，Jasonの足にバイキンが入っちゃったんだ。
どうしてJasonの足にバイキンが入ったの？
それは，Jasonが足を切ったので，そこからバイキンが入ったんだよ。
どうしてJasonは足を切ったの？
Jasonが，アパートの隣のゴミ置き場で遊んでいたら，鋭くギザギザ形の金属片があったからなんだよ。
どうしてJasonはゴミ置き場で遊んだの？
Jasonがスラム地域に住んでいるからだよ。あそこの子どもはそういった場所で遊ぶし，だれもそれを監督していないんだ。
どうしてそんな所に住んでいるの？
Jasonの両親が貧乏だから。
どうして？
Jasonのパパは仕事がなくて，ママは病気だからさ。
パパに仕事がないって，どうして？

Jason のパパは教育を受けていないんだ。
それはどうして？…
(「Jason の寓話」北村義浩　訳)

このように貧困の程度と社会的地位，受けた教育状況，職業，物理的環境，社会的環境，遺伝的背景，医療リソースの充実度，文化等によってヒトの集団における疾病の発生や健康の維持・増進が大きく影響される。それゆえ，感染症を制圧しようとする場合には，感染成立 3 要件の一つ，感染症の原因（細菌やウイルス）を除去すれば解決するというような単純なアプローチではなく，社会そのものの仕組みを変えるという深く広範囲のアプローチが求められる。

（2）政府開発援助〈Official Development Assistance：ODA〉

国際協力の中で一般にヒト・モノ・カネが十分でない開発途上国（受益国＝オーナー）に対してわが国が行う援助を ODA という。感染症領域における ODA では単なる医療的知識の移転だけでは不十分である。機器も，薬も，建物も必要である。さらに，健康の社会的決定要因を考慮し社会のシステム改革も必要となろう。例えば，医療機関に至る交通手段の整備も必要かもしれない。そういった意味で，ODA のゴールは，単なる専門家派遣でもなく，技術移転でもない。真のゴールは，格差縮小を達成できるようなシステム作りである。さらに，このシステム作りをオーナーの人々が自力で行える（オーナーシップ）ように支えていくことも大切である。

感染症 ODA には 2 つの捉え方がある。一つは，人道的な観点である。日本国憲法は，このことを以下のように明確に前文内に記している。『われらは，全世界の国民が，ひとしく恐怖と欠乏から免れ，平和のうちに

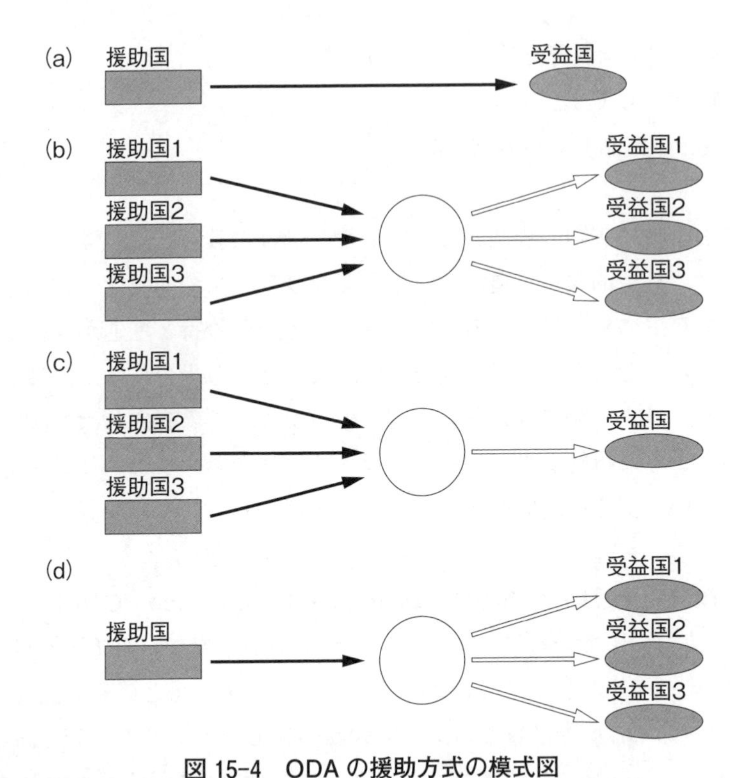

図 15-4　ODA の援助方式の模式図

四角は援助国を示し，楕円は受益国を示す。白丸は国際的な機関を指す。
(a) 二国間援助，(b) 多国間援助，(c) パートナーシップ型，(d) マルチ・バイ型援助

生存する権利を有することを確認する。～中略～　日本国民は，国家の名誉にかけ，全力をあげてこの崇高な理想と目的を達成することを誓ふ』。もう一つは，日本国民を感染症から守る観点である。パンデミックな感染症は国境を越えて人の健康と生命を脅かすので，海外で感染症対策に協力することは最終的には日本国民を感染症から守ることになる。

ODA には二国間協力（図 15-4a）と多国間協力（図 15-4b）の 2 つの

型がある。前者では，ドナーとオーナーの 2 カ国同士で話をしてドナーが援助（ヒト・モノ・カネ）をオーナーに渡す。後者では，複数の国が国際機関，例えば，国連や世界保健機関（WHO）に資金等を拠出してその機関を通して複数の国を支援する。この 2 つの形態の中間的な形態もある（図 15-4c，d）。複数のドナー国がある同じ国（オーナー）に対して同じような目的に援助した場合，重複した資金や人材が流れることで無駄が生ずる。この無駄をなくすために，その複数のドナー国の間で話し合いをして重複しない援助を調整機関経由でオーナー国に渡す。これをパートナーシップ型（図 15-4c）といい，2 国間協力の亜型である。この型で，複数の国をわが国の複数の機関（例えば，文部科学省，科学技術振興機構，外務省，国際協力機構［Japan International Cooperation Agency：JICA（ジャイカ）の 4 機関］に置き換えた形もある。また，わが国単独で，一定のプログラムを定めて国際機関に出資して複数の国に援助を行うマルチ・バイ協力という形（図 15-4d）もある。目的や資金等の状況に応じて適切な型を選ぶべきである。わが国の感染症分野における ODA は，2 国間協力のほとんどは，JICA を通して行われる。その事業内容は技術協力と資金協力の 2 つに大別される。後者は無償資金協力（贈与）と有償資金協力（貸与）の 2 つに分類される。一方，多国間協力は国際機関に資金拠出（贈与）を行う（表 15-8）。

以下に例を挙げて，わが国の世界の感染症制圧への貢献を確認しておきたい。1988 年 WHO がポリオ根絶を提唱して以降，日本はこの目標の実現のため，特に，西太平洋地域において積極的に支援を行ってきた。まず二国間協力（技術協力）の例として中国におけるポリオ対策を挙げる。1990 年に開始した中国におけるポリオ対策協力は大きな成果を収めた。例えば中国における「全国予防接種の日」の実施は，全国 8,000 万人以上の子どもを対象に一斉にワクチン投与することで感染抑制に高い

表 15-8　2021 年の日本の政府開発援助実績（贈与相当額）

種別		項目	実績（億円）	割合（%）
二国間	贈与	無償資金供与	3,576	18
		技術協力	2,660	14
	借款	有償資金協力	8,820	46
多国間	贈与	国際機関拠出	4,300	22
総計			19,356	100

※開発協力白書 2022 年版より

効果を上げた。この後も，2011 年まで中国においてはこのポリオフリー状態の維持や麻疹の根絶も目的として中国との 2 国間協力が継続した。これは，中国が広大な土地と膨大な人口を有して感染症のエピセンターになる恐れがある近隣国であるとの懸念があったからである。UNICEF とのマルチ・バイ協力では，ポリオワクチンやそれを保管するための冷凍庫・冷蔵庫・ワクチン運搬箱等必要な資機材をアジアの多くの国々に供与してきた。このポリオの予防接種を中心とする二国間やマルチ・バイの感染対策の結果 2000 年 10 月末に，西太平洋地域における野生ポリオウイルスの感染が終息したことが宣言された。多国間協力の例として感染症対策基金への資金拠出を挙げる。日本が主催した 2000 年 7 月の G8 九州・沖縄サミットでサミット史上初めて感染症対策を主要議題の一つとして取り上げた。これを契機に 2002 年に世界エイズ・結核・マラリア対策基金（The Global Fund）が設立された。この三大感染症対策に資金援助を行う基金に，わが国は 2022 年までに 43 億ドル超を拠出してきた。

(3) ミレニアム開発目標〈MDGs〉と持続可能な開発目標〈SDGs〉[*2)]

MDGs は国際連合が主導して 2000〜2015 年に実施された。MDGs は発展途上国の貧困と飢餓の撲滅等達成すべき 8 つの目標，21 のターゲット，60 の指標を掲げていた。感染症関連として，「第 4 目標：乳幼児死亡率の削減」と「第 6 目標：HIV/エイズ，マラリア及びその他の感染症との闘い」があった。2015 年から MDGs を継ぐ形で新たに SDGs が始まった。これは，地球環境や経済活動や暮らしを持続可能とするために，発展途上国だけでなく先進国も 2030 年までに取り組むべき行動計画である。「誰一人取り残さない，Leave No One Behind」を共通の理念に 17 分野 169 目標からなる。第 1 目標は「あらゆる場所で，あらゆる形態の貧困に終止符を打つ」を掲げている。健康の社会的決定要因を念頭に置くと，貧困解消は健康増進に最も効果的だろう。また，わが国は優先 8 課題を定めている（SDGs 実施指針改定版 2019）。第 2 課題「健康と長寿の達成」分野での行動計画には，感染症関連として「多剤耐性菌対策」と「途上国の感染症対策」が挙げられている。

国立研究開発法人科学技術振興機構（JST）と JICA と AMED が主導する地球規模課題対応国際科学技術協力プログラム〈SATREPS〉では，地球規模課題を対象とする開発途上国との国際共同研究を推進することにより，地球規模課題の解決を目指している。単なる一方的な技術供与ではなく，共同研究をすることに価値を置くところが新しい。日本が得意とする先端科学技術を外交の手段に用いる，いわゆる科学技術外交である。SATREPS ではこれまで，SDGs に関連の深い環境・エネルギー/生物資源/防災/感染症分野において世界 40 か国以上で 100 以上のプロジェクトを実施して SDGs に貢献している。

[*2)] https://www.undp.org/sustainable-development-goals

(4) 新興・再興感染症研究基盤創生事業

基礎研究と人材育成の観点から，文部科学省は新興・再興感染症研究拠点形成プログラムを行った（2005〜2014 年）。新興再興感染症の発生源となる可能性の高い諸外国で，日本人研究者グループが常駐して研究・人材育成を実施し，行政機関等との連携体制を築いた。これら拠点（9 か国 9 拠点）は，国立研究開発法人日本医療研究開発機構〈AMED〉が実施する「感染症研究国際展開戦略プログラム（J-GRID）」に引き継がれた（2015〜2019 年）。2017 年長崎大学における高度安全実験施設を中核とした感染症研究拠点形成プログラム（感染症研究革新イニシアティブ：J-PRIDE）が開始された。2020 年に J-GRID と J-PRIDE が発展的に統合され「新興・再興感染症研究基盤創生事業」が新規開始された。海外 10 か国 10 拠点での研究拠点をハブとした研究ネットワークを活用して共同研究する取り組みである。さらに，多彩な多分野融合による革新的な感染症研究と人材育成を推進する事業である。

(5) ワクチンの開発と供給の課題

ワクチン接種をグローバルに拡大させるには，研究開発，製造，輸送，保管，接種，記録，これらが適切に行われるべきだが課題が多い。COVID-19 パンデミックの収束を目指して中・低所得国の市民が COVID-19 ワクチンを受けられるようなグローバルな取り組みが行われている。COVAX ファシリティーは，COVID-19 ワクチンへの公平なアクセスを目的とした取り組みである。GAVI アライアンス（GAVI），世界保健機関（WHO），感染症流行対策イノベーション連合（CEPI）が主導する。GAVI は，子どもの予防接種プログラムを拡大して世界の子どもの命を救うことをミッションとした官民連携パートナーシップ（2000 年，スイス）である。CEPI は世界連携でワクチン開発を促進する官民連携パートナーシップ（2017 年，ダボス会議）である。課題は山積するもののCOVAX ファシリティーの取り組みは大いに期待されている。

先進国首脳会議は 2021 年 6 月，将来のパンデミックでは 100 日以内にワクチンを開発する目標〈100 days mission〉に合意している。これに応じ，わが国は「ワクチン開発・生産体制強化戦略」を決定し，「研究開発等の当面の推進方針（2022 年 2 月）」が取りまとめられた。この方針に沿って，AMED に先進的研究開発戦略センター〈SCARDA〉が組織され，ワクチン研究開発支援を開始した。例えば，東京大学新世代感染症センター〈UTOPIA〉を中核に世界トップレベルの研究開発拠点を形成する取り組み等である。

4. まとめ

新興再興感染症の出現は不可避である。それに備えるさまざまな取り組みが国内外にある。

練習問題

問題 1　新興感染症について説明しなさい。

問題 2　再興感染症について説明しなさい。

問題 3　SDGs について説明しなさい。

問題 4　新興ウイルス感染症はどれか？

(1) エイズ　(2) E 型肝炎　(3) SARS　(4) COVID-19

問題 5　再興ウイルス感染症はどれか？

(1) 麻疹　(2) エイズ　(3) C 型肝炎　(4) 梅毒

問題 6

学校長がする事は次のどれか？

(1) 麻疹感染学生の出席停止

(2) 風疹予防のための臨時の学級閉鎖

(3) インフルエンザ蔓延予防のための臨時の学校休業

(4) 日本脳炎の予防接種

問題7 感染症法が規定するのはどれか？

(1) 都道府県知事による活動性結核患者への入院勧告

(2) 感染症発生動向調査

(3) 新型インフルエンザ等感染症流行時に都道府県知事による医療機関への医療提供の要請

(4) 市町村による1歳児への麻疹の予防接種

解答

問題1 新興感染症

かつては知られていなかった新しく認識された感染症で，局地的にあるいは国際的に公衆衛生上の問題となる感染症。

問題2 再興感染症

既知の感染症で，既に公衆衛生上の問題とならない程度までに患者が減少していた感染症のうち，最近再び流行し始め患者数が増加した感染症。

問題3 SDGs

地球環境や経済活動や暮らしを持続可能とするために，発展途上国だけでなく先進国も2030年までに取り組むべき行動計画である。「誰一人取り残さない，Leave No One Behind」を共通の理念に17分野169目標からなる。

問題４　すべて

問題５　(1)

梅毒は，再興感染症ではあるが，ウイルス感染症ではない。

問題６　(1)

(2) と (3) は学校設置者が行う。(4) 定期予防接種は，学校長や学校の設置者ではなく，自治体が行う。

問題７　(1) と (2)。

(3) は「新型インフルエンザ等対策特別措置法」。(4) は予防接種法。

索引

●配列は五十音順とＡＢＣ順，＊は人名を示す。

●さ　行

●は 行

●ま 行

●や 行

●ら 行

●わ 行

●欧文

分担執筆者紹介

（執筆の章順）

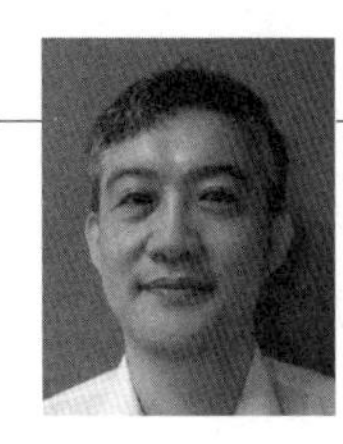

北村　義浩（きたむら・よしひろ）

・執筆章→ 4・14・15 章

1985 年　東京大学医学部医学科卒業，医師
1989 年　東京大学大学院医学系研究科修了，医学博士
1989～1990 年　東京大学医学部細菌学教室助手
1990～1993 年　タフツ大学医学部博士研究員
1990～1997 年　国立予防衛生研究所　研究員／主任研究官／室長
1997～2001 年　国立感染症研究所　室長
2001～2006 年　東京大学医科学研究所准教授
2006～2011 年　東京大学医科学研究所特任教授
中国科学院微生物研究所客員教授
2011 年　国際医療福祉大学教授
2020 年　日本医科大学特任教授
長野保健医療大学特任教授
主な専門分野　ウイルス学，感染症学，予防医学，ゲーム学習

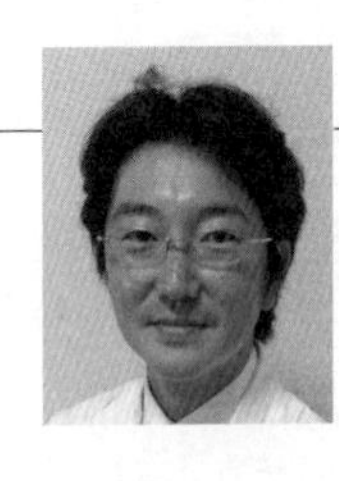

乾　啓洋（いぬい・あきひろ）

・執筆章→5・6・7・8章

2002年　東京医科大学医学部卒業
2004年　順天堂大学医学部附属順天堂医院内科研修終了後に順天堂大学医学部総合診療科入局
2005年8月～2006年4月　伊豆七島の新島村国保新島診療所にて離島診療
2008年　順天堂大学にて医学博士の学位授与
順天堂大学医学部総合診療科　助教
2012年8月～11月　Mayo Clinic, Division of Infectious Diseases (visiting clinician)
2015年　順天堂大学医学部総合診療科　准教授
2019年　順天堂大学医学部総合診療科学講座　先任准教授
2022年　順天堂大学医学部総合診療科学講座　客員准教授
資格　日本内科学会　認定内科医・総合内科専門医・内科指導医
日本感染症学会　感染症専門医・指導医
日本老年医学会認定　老年病専門医・指導医
日本病院総合診療医学会　認定病院総合診療医・指導医
日本プライマリ・ケア連合学会　プライマリ・ケア認定医
日本エイズ学会　認定医・指導医
専門分野　内科一般，感染症（特にHIV/AIDS）

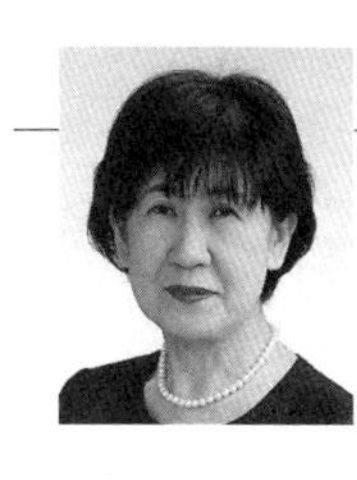

清島真理子（せいしま・まりこ）

・執筆章→9章

1956年　鳥取市に生まれる
1980年　岐阜大学医学部卒業
1980～1988年　岐阜大学皮膚科，岐阜県立岐阜病院皮膚科
1986年　岐阜大学で博士（医学）
1986年　日本皮膚科学会専門医
1988～1990年　米国ニューヨーク大学皮膚科
1990～1998年　岐阜大学皮膚科助手，講師
1997年　日本医真菌学会専門医
1998～2009年　大垣市民病院皮膚科医長，部長
2009～2021年　岐阜大学皮膚科教授
2021年～現在　朝日大学病院皮膚科教授，岐阜大学名誉教授
専門分野　皮膚科学，臨床感染症学（特に臨床真菌学，臨床ウイルス学），アフェレシス

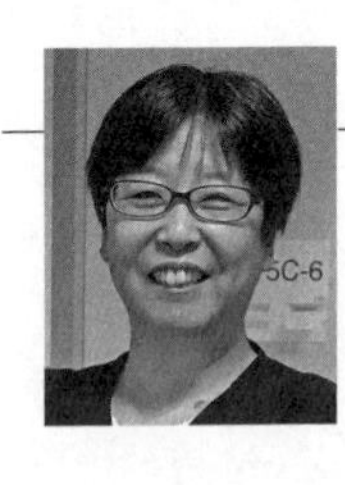

中村(内山)ふくみ(なかむら(うちやま)・ふくみ)

・執筆章→10・11章

1996年　宮崎医科大学医学部医学科卒業
　　　　医師免許取得
　　　　宮崎医科大学医学部附属病院研修医（産科婦人科）
　　　　鹿児島市立病院臨床研修医（周産期医療センター）
1997年　宮崎医科大学医学部助手（寄生虫学）
2003年　宮崎大学医学部助手（感染症学講座寄生虫病学分野）
2004年　宮崎大学医学部兼任講師（感染症学講座寄生虫学分野）
2006年　東京都立墨東病院感染症科・医員
2010年　東京都立墨東病院感染症科・医長
2012年　奈良県立医科大学准教授（病原体・感染防御医学講座）
　　　　同附属病院感染症センター（医員）
2016年　（公財）東京都保健医療公社荏原病院　感染症内科医長
2020年　東京都立墨東病院　感染症科部長
資格　　日本感染症学会専門医・指導医
　　　　ICD制度協議会インフェクションコントロールドクター
　　　　日本化学療学会抗菌化学療法認定医・指導医
　　　　日本内科学会認定医・総合内科専門医
賞罰　　2004年日本寄生虫学会　第13回奨励賞
　　　　2023年日本臨床寄生虫学会　第10回学会賞

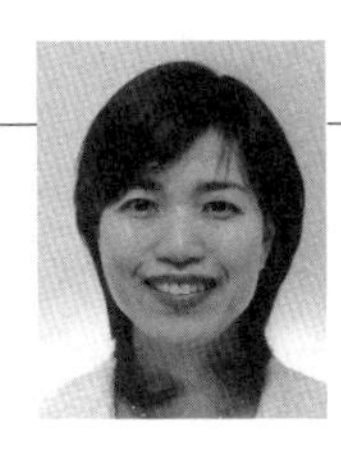

矢野　晴美（やの・はるみ）

・執筆章→ 12・13 章

1968 年　岡山県に生まれる
1993 年　岡山大学医学部卒業
2000 年　英国ロンドン大学熱帯医学大学院熱帯医学コース修了（DTM & H）
2001 年　岡山大学大学院医学部博士課程衛生学卒業　医学博士
2003 年　米国ジョンズホプキンス大学公衆衛生大学院修士課程卒業（MPH）
2012 年　オランダマストリヒト大学医療者教育大学院修士課程卒業（MHPE）

★

1995～1998 年　米国ニューヨーク，ベスイスラエルメディカルセンター内科レジデント
1998～2000 年　米国テキサス大学ヒューストン校感染症科フェロー
2000～2002 年　日本医師会総合政策研究機構主任研究員
2003～2004 年　南イリノイ大学感染症科アシスタントプロフェッサー
2005～2006 年　自治医科大学感染制御部講師
2006～2014 年　自治医科大学臨床感染症センター感染症科准教授
2014～2018 年　筑波大学医学医療系教授
2018 年から現在　国際医療福祉大学医学教育統括センター教授，感染症学教授
2023 年から現在　国際医療福祉大学医学教育統括センター長
岡山大学客員教授
米国内科専門医，米国感染症科専門医
日本内科学会総合内科専門医，日本感染症学会専門医

専攻　臨床感染症学，医療者教育学，パブリックヘルス
主な著書　『絶対わかる抗菌薬はじめの一歩』（羊土社）
『感染症まるごとこの一冊』（南山堂）
『ケーススタディ 感染症専門医の臨床最前線』（医薬ジャーナル社）

編著者紹介

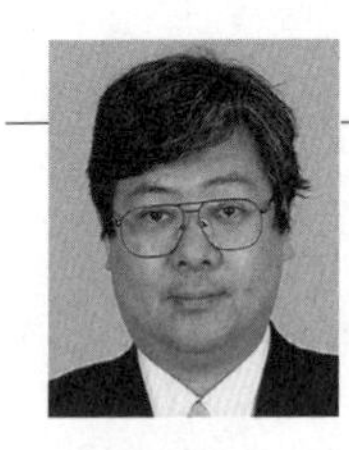

田城　孝雄（たしろ・たかお）

・執筆章→1・15章

1956年5月　青森県八戸市に生まれる
1980年3月　東京大学医学部保健学科卒業（保健学士）
1980年4月　東京大学医学部医学科　学士入学
1984年3月　東京大学医学部医学科卒業（医学士）
1988年6月　東京大学医学部附属病院　内科学第一講座助手
1990年6月　米国 Michigan 大学　内科　Research Fellow
1997年4月　東京大学医学部附属病院　医療社会福祉部　助手
2000年5月　東京大学より「ヒスタミン H_2 受容体のリガンド認識機構の研究—非競合的拮抗薬の理論的創薬—」にて博士（医学）の学位授与
2002年7月　日本医師会総合政策研究機構　主任研究員
2003年2月　順天堂大学医学部　公衆衛生学講座　講師
2007年4月　順天堂大学医学部　公衆衛生学講座　准教授
2011年6月　順天堂大学スポーツ健康科学部　健康学科　教授
2012年3月　放送大学　教養学部　教授（現在に至る）
専門分野　内科，公衆衛生学，地域包括ケア，医療提供体制，医療連携，地域再生，まちつくり
主な著書　『在宅医療ハンドブック』（編者・共著　中外医学社，2001）
『がんの在宅医療』（編者・共著　中外医学社，2002）
『21世紀の医療連携』（編者・共著　日総研，2004）
『在宅医療ガイドブック』（編者・共著　中外医学社，2008）
『日本再生のための医療連携』（編者・共著　スズケン，2012）
『地域医療連携・多職種連携（スーパー総合医）』（編者・共著　中山書店，2015）
『まちづくりとしての地域包括システム—持続可能な地域共生社会をめざして—』（編著・共著　東京大学出版会，2017）
『地域包括システムの深化と医療が支えるまちづくり—ソーシャルインクルージョンと SDGs—』（編著・共著　東京大学出版会，2022）

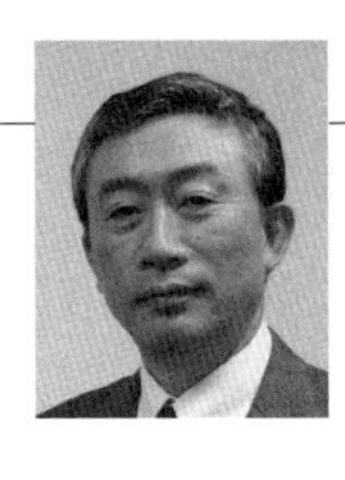

北村　聖（きたむら・きよし）

・執筆章→2・3章

1953年	石川県に生まれる
1978年	東京大学医学部医学科卒業
1984年	米国スタンフォード大学医学部腫瘍学教室 （Ronald Levy 教授） ポストドクトラルフェロー（1986.6まで）
1995年	東京大学医学部臨床検査医学講座　助教授を経て
2002年	東京大学大学院医学系研究科附属 医学教育国際研究センター教授 東京大学医学部附属病院総合研修センター　総センター長（併任）
2016年	国際医療福祉大学大学院教授
2017年	国際医療福祉大学医学部医学部長・教授
2019年	（公社）地域医療振興協会地域医療研究所顧問
2021年	（公社）日本臓器移植ネットワーク専務理事（兼）
専攻	医学教育，臨床研修，血液学，免疫学，臨床検査
主な著書	『臨床検査データブック　2011-2012』（共編・共著　医学書院，2011） 『臨床病態学　総論』（編者　ヌーヴェルヒロカワ，2010） 『看護のための最新医学講座［第2版］』（監修協力　中山書店，2008）

放送大学教材　1710249-1-2411（ラジオ）

三訂版 感染症と生体防御

発　行　　2024年3月20日　第1刷
編著者　　田城孝雄・北村　聖
発行所　　一般財団法人　放送大学教育振興会
〒105-0001　東京都港区虎ノ門1-14-1　郵政福祉琴平ビル
電話 03（3502）2750

市販用は放送大学教材と同じ内容です。定価はカバーに表示してあります。
落丁本・乱丁本はお取り替えいたします。

Printed in Japan　ISBN978-4-595-32462-8　C1347